Christa Müller, Martin Czajka (Hg.)
Transformationen in Kindheit und Jugend

Das Anliegen der Buchreihe BIBLIOTHEK DER PSYCHOANALYSE besteht darin, ein Forum der Auseinandersetzung zu schaffen, das der Psychoanalyse als Grundlagenwissenschaft, als Human- und Kulturwissenschaft sowie als klinische Theorie und Praxis neue Impulse verleiht. Die verschiedenen Strömungen innerhalb der Psychoanalyse sollen zu Wort kommen, und der kritische Dialog mit den Nachbarwissenschaften soll intensiviert werden. Bislang haben sich folgende Themenschwerpunkte herauskristallisiert: Die Wiederentdeckung lange vergriffener Klassiker der Psychoanalyse – wie beispielsweise der Werke von Otto Fenichel, Karl Abraham, Siegfried Bernfeld, W. R. D. Fairbairn, Sándor Ferenczi und Otto Rank – soll die gemeinsamen Wurzeln der von Zersplitterung bedrohten psychoanalytischen Bewegung stärken. Einen weiteren Baustein psychoanalytischer Identität bildet die Beschäftigung mit dem Werk und der Person Sigmund Freuds und den Diskussionen und Konflikten in der Frühgeschichte der psychoanalytischen Bewegung.

Im Zuge ihrer Etablierung als medizinisch-psychologisches Heilverfahren hat die Psychoanalyse ihre geisteswissenschaftlichen, kulturanalytischen und politischen Bezüge vernachlässigt. Indem der Dialog mit den Nachbarwissenschaften wiederaufgenommen wird, soll das kultur- und gesellschaftskritische Erbe der Psychoanalyse wiederbelebt und weiterentwickelt werden.

Die Psychoanalyse steht in Konkurrenz zu benachbarten Psychotherapieverfahren und der biologisch-naturwissenschaftlichen Psychiatrie. Als das ambitionierteste unter den psychotherapeutischen Verfahren sollte sich die Psychoanalyse der Überprüfung ihrer Verfahrensweisen und ihrer Therapie-Erfolge durch die empirischen Wissenschaften stellen, aber auch eigene Kriterien und Verfahren zur Erfolgskontrolle entwickeln. In diesen Zusammenhang gehört auch die Wiederaufnahme der Diskussion über den besonderen wissenschaftstheoretischen Status der Psychoanalyse.

Hundert Jahre nach ihrer Schöpfung durch Sigmund Freud sieht sich die Psychoanalyse vor neue Herausforderungen gestellt, die sie nur bewältigen kann, wenn sie sich auf ihr kritisches Potenzial besinnt.

BIBLIOTHEK DER PSYCHOANALYSE
HERAUSGEGEBEN VON HANS-JÜRGEN WIRTH

Christa Müller, Martin Czajka (Hg.)

Transformationen in Kindheit und Jugend

Zentrale Themen der Kinderanalyse im internationalen Diskurs

Mit Beiträgen von Johannes Döser, Bernard Golse, Joachim Küchenhoff, Christa Müller, Adriana von Schelling, Anne Rauch-Strasburger, Adelheid Staufenberg, Giulietta Tibone und Katja Westlund-Morgenstern

Psychosozial-Verlag

Veranstalter des Symposiums »Kinder- und Jugendlichenpsychoanalyse heute«
Abteilung Kinder- & Jugendlichenpsychotherapie
Akademie für Psychoanalyse und Psychotherapie München e. V.

In Kooperation mit dem Alfred Adler Institut München e. V.
Münchner Arbeitsgemeinschaft für Psychoanalyse e. V.

Bibliografische Information der Deutschen Nationalbibliothek
Die Deutsche Nationalbibliothek verzeichnet diese Publikation
in der Deutschen Nationalbibliografie; detaillierte bibliografische Daten
sind im Internet über http://dnb.d-nb.de abrufbar.

Originalausgabe

Gesetzlich vertreten durch die persönlich haftende Gesellschaft Wirth GmbH,
Geschäftsführer: Johann Wirth
Walltorstr. 10, 35390 Gießen, Deutschland
06 41 96 99 78 0
info@psychosozial-verlag.de
www.psychosozial-verlag.de

Umschlagabbildung: © Adobe Stock / barneyboogles
Umschlaggestaltung und Innenlayout nach Entwürfen von Hanspeter Ludwig, Wetzlar
Druck und Bindung:
Majuskel Medienproduktion GmbH Elsa-Brandström-Str. 18, 35578 Wetzlar,
Deutschland Printed in Germany

ISBN 978-3-8379-3396-3 (Print)
ISBN 978-3-8379-6318-2 (E-Book-PDF)

Inhalt

Vorwort & Einführung in die Tagung

Christa Müller

Die Poliklinik für Kinder- und Jugendpsychotherapie der Technischen Universität München entwickelte sich unter der Gründung und Leitung von Prof. Jochen Stork sehr schnell zu einer bedeutenden Einrichtung, die über die Landesgrenzen hinaus große Beachtung erfuhr. Im September 1977 nahm Prof. Stork seine Tätigkeit als Klinikleitung mit circa zehn Mitarbeiter*innen am Biedersteinzentrum auf und beendete diese nach über 20 Jahren erfolgreicher Tätigkeit 1998. Das »Biederstein« war über viele Jahre der Inbegriff engagierten, erfolgreichen psychoanalytischen Arbeitens im Bereich der Kinder- und Jugendlichenpsychotherapie in Klinik, Forschung und Lehre und war bekannt für seinen kontinuierlichen nationalen und internationalen fachlichen Diskurs. Stork pflegte im Rahmen seiner Forschungstätigkeit und klinischen Arbeit den Austausch mit Kliniker*innen und Forscher*innen aus der ganzen Welt. Aufgrund seines vielfältigen fachlichen Engagements wurden zunehmend bekannte Werke weltberühmter Autor*innen wie z. B. Melanie Klein, Donald W. Winnicott, Bruno Bettelheim, Serge Lebovici u. a. in Deutschland verlegt und waren seither hierzulande erstmals auch in deutscher Sprache einem breiten Fachpublikum zugänglich. Jochen Stork veröffentlichte zwischen 1974 und 1997 zahlreiche eigene Schriften und begründete die Zeitschrift *Kinderanalyse*, die im Herbst 1992 erstmals erschien und bis in die Gegenwart ein zentraler Bestandteil der kinderanalytischen Fachliteratur darstellt. Von 1981 bis 1997 fanden die bekannten »Symposien der Poliklinik für Kinder- und Jugendpsychotherapie der Technischen Universität München« statt, deren Beiträge ebenfalls veröffentlicht wurden.

Im Zuge der Auflösung des Fördervereins Biederstein e. V. ließ Nora Stork der Abteilung Kinder- und Jugendlichenpsychotherapie der Akademie für Psychoanalyse und Psychotherapie München e. V. vor vielen Jahren eine großzügige Spende zukommen mit dem Ziel, den internationalen Diskurs der Kinderanalyse in München wieder aufleben zu lassen. 2019 kam dann schließlich die Planung eines internationalen Kindersymposiums auf Initiative der Abteilung KJP der Akademie für Psychoanalyse und Psychotherapie München e.V. in Gang mit dem Vorhaben das Kindersymposium in Kooperation mit dem Alfred Adler Institut München e.V. und der Münchner Arbeitsgemeinschaft für Psychoanalyse e.V. durchzuführen. Die Tagung sollte im Literaturhaus stattfinden, an jenem Ort, an dem 23 Jahre zuvor das Symposium zum 20-jährigen Bestehen der Poliklinik am Biederstein stattgefunden hat. Leider musste die für den 19./20. Juni 2020 im Literaturhaus München anberaumte Veranstaltung pandemiebedingt abgesagt werden. Mitglieder der Kinder- und Jugendlichenabteilungen der drei Münchener Institute konzipierten nach der Pandemie erneut ein internationales Kindersymposium, beteiligt waren nun auch ehemalige Mitarbeiter*innen des Biedersteins.[1] Am 20./21. Oktober 2023 fand nach langer Zeit ganz in der Tradition Prof. Storks das erste internationale, institutsübergreifende Kindersymposium in München statt. Im Rückblick ein rundum gelungenes Kindersymposium, das von einer überaus lebendigen Diskussionskultur geprägt war, wie sie für die Tagungsatmosphäre der ehemaligen Biedersteinsymposien kennzeichnend gewesen ist. Viele Anekdoten und fachliche Positionen, die Jochen Stork vertreten hatte, wurden vorgestellt und diskutiert.

Danksagung

Dank all jenen, die an der Vorbereitung und Durchführung der Tagung sowie an der Verwirklichung dieses Tagungsbands mitgewirkt haben. Stellvertretend seien hier Aglaja von Kalckreuth-Gahleitner und Isabell Schuber für Ihre überaus sorgfältige und fachkundige Übersetzungsarbeit aus dem Französischen ins Deutsche genannt. Dank auch an Andrea Lenz für ihre zeitaufwendigen formalen Korrekturarbeiten. Nora Stork und dem Förderverein Biederstein sei auch an dieser Stelle für Ihre Spende gedankt, die diesen Band ermöglicht hat. Danken möchte ich vor allem jedoch den

1 Tagungsorganisation und Moderation 2020/2023: Christa Müller (Tagungsleitung), Martin Czajka, Elfi Freiberger, Aglaja von Kalckreuth-Gahleitner, Anne Rauch-Strasburger, Angelika Rothkegel, Adriana von Schelling, Isabelle Schuber, Thomas Stadler, Giulietta Tibone, Ellen Behrmann-Zwehl.

Autor*innen, die sich bereit erklärten, ihre Vorträge in diesem Tagungsband im Psychosozial-Verlag zu veröffentlichen. Dem Psychosozial-Verlag und Frau Hannah Creutzburg danke ich für die stets gute und fachkundige Kooperation. Wir freuen uns nun mit dem vorliegenden Tagungsband die Beiträge dieses interessanten Symposiums einer breiten Leserschaft zugänglich machen zu können.

Einführung in die Tagung

Sehr geehrte Tagungsbesucher*innen, sehr geehrte Fachkolleg*innen, sehr geehrte Referent*innen,

ich freue mich, Sie alle ganz herzlich zu unserem Münchner Kindersymposium im schönen Tagungsgelände der Katholischen Akademie am Englischen Garten begrüßen zu dürfen. Ich begrüße Sie im Namen der Akademie für Psychoanalyse und Psychotherapie München e. V. und unseren beiden Kooperationspartnern dem Alfred Adler Institut München e. V. (AAI) und der Münchner Arbeitsgemeinschaft für Psychoanalyse e. V. (MAP). Unser Symposium mit dem Titel »Kinder- und Jugendlichenanalyse heute – Herausforderungen im Spiegel der Zeit« ist Prof. Jochen Stork gewidmet. Dieser war über viele Jahre an der Technischen Universität München tätig, seine Arbeit am Biedersteinzentrum entwickelte sich zu einem reichhaltigen Zentrum eines regen internationalen psychoanalytischen Diskurses in Forschung, Lehre und Therapie. Als begeisterte Studentin konnte ich ehemals am Biederstein ein Praktikum absolvieren und an den vielen internationalen Symposien teilnehmen. Überaus bereichernd waren Vorträge und Diskussionen der Biedersteiner Symposien beispielsweise mit Titeln wie *Das Märchen – ein Märchen?*, *Vaterbild in Kontinuität und Wandlung* oder *Das menschliche Schicksal zwischen Individuation und Identifizierung*, um nur einige zu nennen. Die komplexen Themenbereiche werfen immer wieder neue Fragen auf, die einer sorgfältigen Erörterung im Rahmen unseres vielschichtigen psychoanalytischen Diskurses bedürfen. Umso mehr freuen wir uns, mit dem Münchner Kindersymposium 2023 an die Tradition der Biedersteiner Symposien anknüpfen zu können. Dank gebührt an dieser Stelle Nora Stork für Ihre großzügige Spende bei der Auflösung des Fördervereins Biederstein e. V. Der Tagungstitel »Kinder- und Jugendlichenanalyse heute – Herausforderungen im Spiegel der Zeit« weist auf bewusste und unbewusste Transformationsprozesse in Kindheit und Jugend, die an den beiden Tagungstagen in einem vielschichtigen fachlichen Diskurs erörtert werden sollen. Es war eine zukunftsweisende, interessante Konzeption, dieses Symposium als gemeinsame Veranstaltung der Münchner Institute durchzuführen. Die Tagung beginnt mit einem Rückblick auf die Arbeit am Biederstein. Die ehemaligen Mitarbeiterinnen Adriana von Schelling, Anne Rauch-Strasburger und Giulietta Tibone werden das Lebenswerk Prof. Storks vorstellen. In Anlehnung an die Verbundenheit Prof. Storks mit der französischen Psychoanalyse ist der erste Veranstaltungstag der Kinderanalyse in Frankreich gewidmet. Wir freuen uns sehr, Prof. Bernard Golse aus Paris hier in München zu Gast zu haben, der uns in Konzeptionen der französischen Psychoanalyse mit folgender Fragestellung einführt: »Von der Individuation zur Repräsentanz des Objekts: Eine Topik der Verbindung?« Der zweite Veranstaltungstag beginnt mit dem Hauptvortrag unserer Tagung, Prof. Joachim Küchenhoff spricht aus psychoanalytischer Perspektive über Transformationen in der menschlichen Entwicklung. Sein Vortrag trägt den Titel: »Transformationen: Zur Entwicklung des Lernens aus Erfahrung«. Im Anschluss widmet sich Adelheid Staufenberg der Fragestellung: »Transidentitäten – Identitätsentwicklungen in der Adoleszenz? Chancen und Risiken«. Katja Westlund-Morgenstern stellt in ihrem Vortrag »Überlegungen zur Urszene und zum Urszenenprozess« an. Zum Abschluss der Tagung verknüpft Johannes Döser seinen Vortrag mit einer Danksagung an Prof. Stork. Der Titel seines Vortrags lautet: »Wenn die Sirenen schweigen. Vom verlassenen Säugling und seinen Versuchen, ein Mensch zu werden«. Ich wünsche Ihnen viel Freude an den Vorträgen und einen spannenden fachlichen Diskurs, vielen Dank!

Vita

Christa Müller, Dr. phil. Dipl.-Psych., Aus- und Weiterbildungsbildungsleiterin KJP, Lehranalytikerin, Supervisorin und Dozentin an der Akademie für Psychoanalyse und Psychotherapie München e.V. Psychoanalytische Kinder-, Jugendlichen-, Erwachsenen-, Paar- und Familientherapeutin (VAKJP, DGPT) in eigener Praxis in München.

Kontakt

Christa.Mueller.Muenchen@t-online.de

Jochen Stork – Ein Leben für die Kinderanalyse

Giulietta Tibone

In unserer Einführung möchten wir ein Bild davon vermitteln, wer Jochen Stork war und was der Biederstein. Einige von Ihnen werden den Biederstein aus eigener Anschauung kennen, aber viele, vor allem jüngere Kolleg*innen haben kaum eine Idee davon, zumal diese Institution in ihrer ursprünglichen Form seit über 22 Jahren nicht mehr besteht.

Jochen Stork (1936–2008) war Sohn einer jüdischen Mutter und eines in Konflikt mit dem Nazi-Regime stehenden Vaters, der sich in den letzten Jahren des Krieges in den Wäldern um Storks Heimatstadt Detmold verstecken musste. Er studierte und promovierte in Medizin und Psychologie in München und Salzburg, wo er auch habilitierte. Er war Psychiater für Kinder und Jugendliche sowie für Erwachsene (eine in der BRD seltene Kombination) und Psychoanalytiker (Mitglied der Wiener und der Pariser IPA-Gesellschaften). Bevor er nach München zog und den Biederstein gründete, lebte er mehrere Jahre in Paris mit seiner ersten Frau Francine Stork, mit der er drei Söhne hatte. In Paris arbeitete er mit René Diatkine und Serge Lebovici am Centre Alfred Binet, was ihn nachhaltig prägte und inspirierte. In München erhielt er auf Bestreben von Prof. Albert Görres zunächst eine Professur im Institut für Psychotherapie und Medizinische Psychologie der Medizinischen Fakultät der Technischen Universität in der Langerstraße 19 in München.

Durch sein zähes Engagement dem Wissenschaftsministerium gegenüber gelang es ihm, Gelder für Stellen und Räume zu beschaffen, um die neu gegründete Poliklinik für Kinder- und Jugendpsychotherapie als eigenständige Abteilung der Psychosomatik des Klinikums rechts der Isar an der Außenstelle Biederstein zu etablieren. Seine Idee war auch, die Poliklinik von einem Biederstein-Verein flankieren zu lassen, der Spenden und Bußgelder erhalten konnte. Somit konnten auch weitere Stellen für Mitarbeiter*innen finanziert werden.

Es zeichnete ihn aus, dass seine wissenschaftliche Kreativität von einer geschickten pragmatischen Tatkraft begleitet war, immer im Sinne der Zuwendung an das psychische Wohl der Kleinsten, die von der Gesellschaft mehr als leicht übersehen wurden und nach wie vor werden. Er war Dozent und Kontrollanalytiker der Akademie für Psychoanalyse und Psychotherapie München e. V. Er hat jenes Institut sowie die Münchner Psychoanalyse auch dadurch geprägt, dass mehrere Mitglieder und Kolleg*innen seine Mitarbeiter*innen waren, darunter in der Kinder- und Jugendlichen-Abteilung der Akademie, neben seiner zweiten Frau, unserer lieben Kollegin Nora (Lehmann) Stork, Gertrud Hartig-Kleebauer, Anne Rauch-Strasburger, Adriana von Schelling, Gabriele Schlarb und Susanne (Jäger) Wingerath; in der Erwachsenenabteilung Michael Jeron, Peter Zagermann, Klaus Joschke, Otto Schönle, Gerd Scholze, Reinhold Hocke und ich, Giulietta Tibone. Im Ärztlichen Münchner Weiterbildungskreis (heute ÄPK) die langjährige Oberärztin Swantje Müller-Weihrich, in der MAP Eva Eder und Anna-Luise Thaler. Auch Ross Lazar, Michael Diercks (später in Wien) und Tamar Efrat (New York) waren Storks Mitarbeiter*innen. Elfi Freiberger und Claire Spörri-Schönle, Kinder- und Jugendlichenanalytikerinnen der Akademie für Psychoanalyse und Psychotherapie, haben zuletzt an der Redaktion der Zeitschrift *Kinderanalyse* bzw. als Supervisorinnen mitgearbeitet. Als Praktikant*innen im Rahmen ihres Studiums waren u. a. auch Christa Müller und Natalia Erazo am Biederstein tätig.

Jochen Stork selbst wollte als Kinder-, Jugend- und Erwachsenenpsychiater und Psychoanalytiker gerne, dass seine Mitarbeiter*innen nach Möglichkeit in beiden Bereichen tätig sind, was ungewöhnlich und bereichernd war. Mit diesem integrativen Ansatz kämpfte er ante litteram gegen die Entwertung der Kinder- und Jugendlichenbehandlungen als Behandlungen zweiter Klasse in Deutschland (mehr darüber von Anne Rauch-Strasburger). Für ein IPA-Mitglied war er zur damaligen Zeit offen und unorthodox. Seine Assistent*innen wurden unabhängig vom Ausgangsberuf paritär behandelt; es gab im Vergleich zu anderen Institutionen viele Team-Besprechungen. Es wurden Säuglinge, Kinder, Jugendliche, Eltern und Familien therapiert, parallel dazu fungierte der Biederstein (als Abteilung der Medizinischen Fakultät der Technischen Universität München) als Diagnosestelle für Fälle aus ganz Bayern. Erfahrungen der Baby-Beobachtung, die erst viele Jahre später – und nicht überall – in die psychoanalytische Ausbildung integriert worden sind, waren am Biederstein vor über dreißig Jahren selbstverständlicher Teil der Arbeit und damit das Verständnis der

Kleinsten als Träger*innen reicher psychischer Welten, was alle Mitarbeiter*innen auf einzigartige Weise geprägt hat.

Der aus der Pariser Erfahrung Storks herrührende Ansatz war poliklinisch und – aufgrund der Mehrsprachigkeit Storks und mancher der Mitarbeiter*innen – schon früh und für die damalige Zeit ungewöhnlich interkulturell. Eine Psychiaterin aus Prag, Lea Brodova, und eine Psychologin, später Psychoanalytikerin aus Moskau, Karolina Solojed, waren in den Neunzigern über längere Zeit Gastassistentinnen. Im Biederstein wurde zudem die medizinische Psychologie für den ersten Abschnitt des Medizinstudiums gelehrt und für das Physikum geprüft. Somit kamen junge Medizinstudent*innen früh in Kontakt mit psychoanalytischem Denken – ein Umstand, von dem man heute nur träumen kann.

In den jährlichen Frühjahrskolloquien stellten seine Mitarbeiter*innen Fälle vor, an den auch jährlich im Herbst stattfindenden Symposien nahmen bekannte Psychoanalytiker*innen aus dem In- und Ausland teil, was in den 80er- bis 90er-Jahren durchaus nicht üblich war und den Symposien regen Besuch bescherte. Auf Storks Einladung kamen u. a. Bruno Bettelheim, Hans Keilson, Otto Kernberg, Margaret Mahler, Janine Chasseguet-Smirgel, Donald Meltzer, Ron Britton, Béla Grunberger, Léon Wurmser, James Herzog, Daniel Stern, Ernst Abelin, Peter Fonagy, Harald Leupold-Löwenthal, Rivka Eifermann, Colette Chiland, René Diatkine, Serge Lebovici, Jean Gillibert, André Green, Margarete Berger, Dieter Bürgin, Bernard Golse, Joachim Küchenhoff, Wolfgang Berner, Elisabeth Brainin, der Märchenforscher Walter Scherf, der Zeichner und Autor Tomi Ungerer, die meist in der Aula am Biederstein sprachen. Alle Beiträge der Tagungen wurden auch vom Frommann-Holzboog Verlag veröffentlicht. René Diatkine, Serge Lebovici und andere bekannte französische Analytiker*innen sowie solche aus Freiburg, Wien und Hamburg kamen jährlich zur Supervision des Biederstein-Teams. Im September 1992 gründete Stork die Zeitschrift *Kinderanalyse*, als Pendant der *Psyche* für den KJP-Bereich, an derer Redaktion auch Elfi Freiberger mitarbeitete. Neun Jahre später, im Jahr 2001, emeritierte Stork. Er starb 2008 in München mit 72 Jahren.

Vita

Giulietta Tibone, Dr. jur., Dipl.-Psych., Psychoanalytische Kinder-, Jugendlichen- und Erwachsenentherapeutin (DGPT) in eigener Praxis in München. Dozentin an der Akademie für Psychoanalyse und Psychotherapie München e.V.

Einige theoretische Gedanken Jochen Storks

Anne Rauch-Strasburger

Ihnen in 30 Minuten von der Fülle der Ideen und Theorien von Jochen Stork einen Eindruck zu vermitteln, kann nur wie ein Blick durch ein Kaleidoskop sein. Beim Wunsch, sich darin zu vertiefen, finden Sie allein in der Zeitschrift *Kinderanalyse* 35 Artikel und Editorials.

In der Reihe *problemata* des frommann-holzboog Verlages liegen acht Veröffentlichungen der Symposien zu Themen wie *Psychologie und Psychopathologie des Säuglings*, *Das Vaterbild in Kontinuität und Wandel*, *Die Ursprünge des Ödipuskomplexes*, *Das Märchen – ein Märchen* und *Das menschliche Schicksal zwischen Individuation und Identifizierung* vor. Zu den wichtigsten Schriften Storks zählen zusätzlich sein Buch *Wege der Individuation – Beiträge über die Dialektik in der Psychoanalyse*, das auf Deutsch (1991) und Französisch (*Primat de l'individuation*, 1998) erschienen ist, sowie seine Schrift zum 20-jährigen Bestehen der Poliklinik für Kinder- und Jugendpsychotherapie (Stork, 1997).

Während der Fallbesprechungen und Supervisionen in der Poliklinik vermittelte uns Jochen Stork seine »Leitsätze«, die uns im therapeutischen Prozess oder der Supervision noch heute in den Sinn kommen. Ein Beispiel eines solchen Satzes, den Jochen Stork in der Analyse eines jungen Mannes entwickelte und mit einer gewissen Demut äußerte, ist: »Nur ein kastrierter Mann ist ein Mann.« Paradox und provozierend!

Ich beginne jetzt mit einer Vignette aus einem Erstgespräch, wie Jochen Stork diese an der Poliklinik durchführte. Danach möchte ich zwei Themen aus seinen Veröffentlichungen herausgreifen und zwar seine Gedanken zur »Individuation« und zum »Aktiven Säugling« sowie sein »Plädoyer für die Kinderanalyse«; beide sind m. E. immer noch relevant. Stork entwickelte seine Theorie stets aus der direkten Begegnung und Behandlung mit den Kindern, Jugendlichen und ihren Familien, die sich an der Poliklinik angemeldet haben.

Vignette

»Die erste Begegnung« aus dem Themenheft der *Kinderanalyse* »Die Psychosen im Kindesalter I« (Stork, 1994, S. 132):

> Stork sieht nun einen dreieinhalbjährigen autistischen Jungen gemeinsam mit seiner Mutter. Ich befand mich damals, Mitte der 80er-Jahre, in der Ausbildung zur analytischen Kinder- und Jugendlichenpsychotherapeutin an der Akademie für Psychoanalyse in München e. V. und war gespannt, welcher Kontakt zwischen Stork und dem kleinen Jungen zustande kommen könnte. Der Junge war von der Mutter beschrieben worden als einer, der keinen Kontakt aufnehme, nicht spreche und sogar schreie, wenn jemand außer der Mutter oder dem Kindermädchen versuchte, Kontakt zu ihm aufzunehmen. Er schreie auch panisch, wenn andere Menschen in die Wohnung kommen, ziehe sich immer stärker von der Außenwelt zurück, entwickle stereotypisches Verhalten wie u. a. schaukeln, entlangschauen an Möbel- und Mauerkanten, ein- und ausschalten des Lichts. Die Erstgespräche wurden nach Zustimmung der Familie per Video in den Seminarraum übertragen und das Team konnte so das Erstgespräch mitverfolgen.
>
> Als die Mutter nach einem kurzen Gespräch mit Stork den Raum verlässt, reagiert der Junge zunächst nicht darauf. Er bleibt mitten im Raum stehen und verzieht sein Gesicht. Am Bildschirm bekomme ich ein mulmiges Gefühl; wird er schreien, der Mutter hinterherlaufen? Stork bleibt ruhig, aufmerksam und interessiert; er scheint darauf zu warten, was als nächstes passieren wird. Auch hier fällt mir ein Satz von Stork ein, wenn etwas Besonderes, Unerwartetes geschehen ist: »Abwarten und schauen, was als nächstes passiert.«
>
> Nach einiger Zeit weist er den kleinen Jungen darauf hin, dass auf dem Tisch Wachsmalstifte neben der Spielzeugkiste liegen und es eine Papiertafel gibt, auf die er etwas malen könnte. Ich denke mir: »Vielleicht ein bisschen viel verlangt, dieses Standardangebot einem kleinen Autisten zu machen, was neurotisch strukturierte Kinder ja oft gerne aufgreifen.« Der Junge reagiert zunächst nicht, dann jedoch nimmt er den Kasten und lässt die Stifte wie unabsichtlich auf den Boden fallen. Er schaut sich den kleinen Kasten aufmerksam an und bewegt den Deckel hin und her. Dies wirkt ziemlich mechanisch auf mich. Nach einer Weile spricht Stork ihn an und sagt ihm in

etwa: »Du guckst, wie die beiden Teile der Dose zusammenhängen; vielleicht weil Du wissen willst, wie Du und die Mami zusammenhängen.« Daraufhin geht der Junge zu Stork hin und zeigt ihm die Schachtel mit den beiden verbundenen Deckeln, hält sie ihm dicht vor die Augen, lehnt sich an ihn an und versucht, sich auf seinen Schoß zu setzen. Stork ist ihm behilflich und setzt ihn auf seinen Schoß. Wie meine Teamkolleg*innen bin auch ich ziemlich überrascht! Soweit die Vignette.

Menschen verstehen – kleine und große –, sich von ihrer Not berühren lassen und einen Weg suchen, die unbewussten Zusammenhänge zu entdecken, die hinter dem Leiden stehen, war Storks Anliegen. Dabei begegnete er Kindern, Jugendlichen, ihren Eltern stets mit Wertschätzung. Der Funke, der von ihm zu uns übersprang, war seine Neugier, sein Forscherdrang, seine Faszination und die Überzeugung, dass es kein sinnloses Leiden gibt, kein Symptom, dessen Sinn nicht erfasst werden könnte. Hinter jedem noch so unverständlich anmutenden Krankheitsbild suchte er mit Geduld und Einfühlung die Möglichkeit der Kontaktaufnahme. Keine Symptomatik war zu schwer, Psychosen und Autismus hielt er für behandelbar und unterstützte ihre Behandlung an der Poliklinik.

Im Themenheft der *Kinderanalyse* zu »Die Psychosen im Kindesalter I« schreibt Stork (1994, S. 132) dazu:

> »Die erste Begegnung mit autistischen und psychotischen Kindern ist – wenn man sie in einer Zweierbeziehung erlebt und die Möglichkeit hat, sich auf sie einzulassen – immer ein Abenteuer besonderer Art. Sie sind uns unheimlich im tiefen Sinne des Wortes und doch so vertraut; fremd, beunruhigend, ungreifbar und doch faszinierend, uns erschütternd und tief bewegend zugleich. Qualitativ abwegig oder uneinfühlsam aber, wie in der klassischen Psychiatrie zu lesen, sind sie nur für diejenigen, die nicht wagen, sich ihnen zu öffnen.«

An anderer Stelle schreibt er:

> »Es sei schon eingangs betont, dass wir ohne eine hohe Achtung vor ihrer Art, die Welt zu sehen und zu erleben, wenig ausrichten, und wir nur etwas bewirken können, wenn sie die Wahl haben und wir ihnen die Wahl lassen« (Stork, 1994, S. 126).

Am Rande sei erwähnt, sein Lieblingslied war: *Die Gedanken sind frei.*

Das Interesse an jedem einzelnen Patienten bzw. an jeder einzelnen Patientin sowie der Frage, welchen »Sinn« die Symptome haben könnten, mit denen die Eltern ihre Kinder anmeldeten, bildete den Hintergrund seiner Forschung. Seine Zielfrage dabei war: »Was möchte der/die Patient*in in seiner/ihrer Symptomsprache ausdrücken und mitteilen?« »Wie können wir das verstehen?« Und vor allem »Wie können wir diesen sehr individuellen und einzigartigen Impuls jedes/jeder einzelnen aufnehmen, um ihn/sie dabei zu unterstützen, seinen/ihren Weg aus dem Labyrinth zu finden?«

Sie erinnern sich an das Bild des Einladungsflyers, das Tomi Ungerer nach Gesprächen mit Jochen Stork für die Poliklinik gezeichnet hat: Er stellt einen Jungen dar, der auf den Mauern des Labyrinthes sitzt und grübelnd einen Ausweg sucht.

Ich komme nun zu zwei Punkten der Arbeit Jochen Storks, die sein Anliegen wiedergeben. Der Erste betrifft den »Aktiven Säugling« und die »Individuation«. In dem an der Poliklinik 1984 gestarteten Projekt zur Prävention von seelischen Störungen bei Säuglingen und Kleinkindern vertiefte Stork das Verständnis dieser Themen.

Primat der Individuation und der aktive Säugling

Das Interesse an der Psychopathologie von Säuglingen war in den frühen 80er-Jahren in Deutschland noch gering. Durch die Beschäftigung mit Familien, die ein Baby durch den plötzlichen Kindstod verloren hatten oder deren Baby an psychosomatischen Symptomen litt wie Schreianfällen, Schlaflosigkeit, Essstörungen, Neurodermitis, war Stork daran interessiert herauszufinden, wie es in der frühen Beziehung zwischen dem Säugling und den Eltern zu pathologischen Verstrickungen kommen kann. In diesem Zusammenhang beschäftigte er sich mit dem zur damaligen Zeit neuen Konzept des »aktiven Säuglings«. Stork sieht das Verdienst der Säuglingsbeobachtung und Entwicklungsforschung in der Entdeckung des »aktiven Säuglings« im Unterschied zur in der Psychoanalyse jahrelang angenommenen autistischen und symbiotischen Phase. Die Fähigkeiten des aktiven Säuglings bilden für Stork die biologische Grundlage zur Entfaltung der Individuation.

Hier hebt er die Forschungsarbeiten hervor, welche die vielfältigen sensorischen und kognitiven Fähigkeiten des Neugeborenen entdeckten wie

z. B. deren Fähigkeit zum Blickaustausch ab den ersten vier Lebenstagen von Greenman (1963), die Entdeckung, dass der Gehörsinn des Fötus bereits ab der 26. Schwangerschaftswoche ausgebildet ist und auf Laute aus der Umwelt reagiert (Tanaka & Arayama, 1969). Auch die Entdeckung von Condon und Sander (1974), dass der Säugling ab dem ersten Lebenstag mit der Stimme der Mutter mitschwingt und auf sie mit einer Art Tanz antwortet, ebenso wie die frühe Ausbildung des Geschmackssinns (Bradley & Mistretta, 1975) und Geruchssinns (MacFarlane, 1975), war für ihn bedeutungsvoll. Stork kritisiert das freudianische und kleinianische Verständnis des Säuglings; beide vernachlässigten die Auseinandersetzung mit den Projektionen von Mutter und Vater auf den Säugling, auf welche dieser seinerseits auf unterschiedliche, auch auf psychopathologische Weise reagiert. Storks Kritik gilt dem lange in der Psychoanalyse aufrecht erhaltenen »Mythos« vom »passiven« und »seligen« Säugling. Er schreibt diese »Mythenbildung« der Projektion unseres Narzissmus zu, die uns gerne zur Annahme verführe, in dem Säugling ein unschuldiges Wesen in einer heilen Welt zu sehen, ein Phantasma, das unsere eigenen verborgenen Wünsche zu realisieren scheint.

Weiter bezieht Stork die Entdeckungen der Immunbiologie in seine Konzeptualisierung der Individuation mit ein. So sieht er die Grundlagen der Individuation bereits in den Erkenntnissen über den DNS-Code begründet. Er bezeichnet den DNS-Code (Desoxyribonukleinsäure), in dem jeder Mensch sich von einem anderen unverwechselbar unterscheide, als den »Ort, an dem die Individuation lokalisiert« sei (Stork, 1997b, S. 332). Der DNS-Code erkenne a) jeden DNS-Code, der dieselbe Zusammensetzung besitzt, b) jeden andersgearteten DNS-Code und c) bekämpfe er jeden andersgearteten DNS-Code, weil er eine »Existenzbedrohung« darstelle, wie z. B. der von Bakterien, Transplantaten oder Krebszellen. Hier zweifelt er auch das Vorhandensein des von der frühen Psychoanalyse angenommenen »paradiesischen Glückszustandes« des Embryos im Mutterleib an, da bereits die Plazentaschranke als »Hüter der Individuation« fungiere, indem die Immunsysteme von Mutter und Kind ein gegenseitiges Eindringen von Zellen des jeweils anderen abwehren. In der Interaktion zwischen Säugling und Eltern hebt Stork die Zielgerichtetheit der Aktivitäten des Säuglings hervor. Erst dadurch werde die Individuation möglich. Der Säugling habe den Wunsch, etwas zu verändern. Stork betont die übermäßige Aufnahmebereitschaft des Säuglings gegenüber den Belangen der Eltern, die sich in einer tiefen Einfühlung in deren unbewusste Fantasien äußern könne und die mit der Verminderung oder gar Unterdrückung der intentionalen Aktivitäten des Säuglings einhergehe, wodurch letztere sich in einer ablehnenden und aggressiven Haltung gegenüber der Betreuungspersonen Ausdruck zu verschaffen vermöge.

Für Stork (1997b) gehört zum Prinzip der Individuation unbedingt dasjenige der *Aggression*. Hier beruft er sich auf Winnicott (1983). Im Biologischen gehe es um die Frage der Existenz, aber auch um mutative Kräfte von Erneuerung und Optimierung. Für Stork entsteht die Kraft der Individuation aus dem »Gefühl des Sich-selbst-Seins und Aus-sich-heraus-zu-Lebens, das die Grundlage für ein Gefühl von Lebenskraft und Lebensfreude« schaffe (Stork, 1997b, S. 336). Er versteht das Streben nach Individuation als einen »Drang von grundsätzlicher Art und Natur« (ebd., S. 337). Hier zieht er die Verbindung zum Säugling: In der Psychopathologie des Säuglings zeigt sich, »wie ein Kind im frühesten Alter reagiert, wenn Mutter und Vater ihm aus eigener Konflikthaftigkeit heraus keinen Zugang zu seinen Eigenarten und Eigenheiten gestatten« können (ebd., S. 337). Oder positiv formuliert »[d]ie Beobachtung von Mutter und Kind führt uns nicht minder vor Augen, wie einfühlsam in der Regel eine Mutter auf ihr Baby eingeht, um seinen individuellen Wünschen Anerkennung und Raum zu geben« (ebd., S. 337).

Schließlich argumentiert er, dass »im Biologischen wie im Psychischen ein Verlust der Fähigkeit zur Individuation letztlich die Zerstörung des Lebens nach sich zieht« (ebd., S. 337). Das Dilemma, in das ein sich entwickelndes Kleinkind gerate, wenn seine Individuation nicht möglich sei, ist die Aggression, die kein adäquates Ziel findet. Diese Aggression kann dann gegen die Eltern oder das eigene Selbst gerichtet werden. Die Psychopathologie des Säuglings sowie die vielfältigen aggressiven oder autoaggressiven Antworten des Säuglings könnten als »Beeinträchtigung und Unmöglichmachung der Individuation« (ebd., S. 338) verstanden werden. Stork beruft sich auf Winnicott (1983), der in seinem Essay „Die Beziehung zwischen Aggression und Gefühlsentwicklung“ untersucht, wie die frühe Aggression des Säuglings, die der Ich-Integration vorangeht, Ausdruck einer primären Motilität, Spontanität und Impulsivität ist. Für Stork ist wie für Winnicott Aggression ein »Teil des primitiven Liebesausdrucks«.

Winnicott (1983, S. 91) schreibt:

> »Das Baby stößt im Mutterleib mit den Füßen: man kann nicht annehmen, es versuche, sich den Weg hinaus zu bahnen. Ein Baby von ein paar Wochen

schlägt mit den Armen um sich; man kann nicht annehmen, es wolle schlagen. Das Baby kaut mit seinem zahnlosen Kiefer an der Brustwarze herum; man kann nicht annehmen, es wolle zerstören oder verletzen. Zu Anfang ist die Aggressivität fast das Gleiche wie die Aktivität; sie tritt als Teilfunktion in Erscheinung.«

Für Winnicott ist die Aggressivität also Teilfunktion der Aktivität. Abschließend ein weiterer Leitsatz von Stork: »Jedes Kind versucht unbewusst, das, was ihm das Schicksal oder die Bezugspersonen – ebenfalls unbewusst – aus der eigenen Kindheitserfahrung heraus abforderten, in die ›eigene Regie zu übernehmen‹.« Das Kind erlebt sich also selbst als Verursacher und Auslöser der Ereignisse.

Plädoyer für die Kinderanalyse

Als zweiten und letzten Punkt möchte ich Ihnen jetzt von einem Anliegen Storks zu unserem Berufsfeld berichten, das ihm immer sehr am Herzen lag. Obwohl er auch Erwachsenenanalytiker und -psychiater war, setzte er sich stets für Kinder und Jugendliche ein und konnte vor allem die deutschen Kinderpsychiater nicht verstehen. Eine Lieblingsanekdote bestand darin, uns zu erzählen, dass in Frankreich, wo er seine Ausbildung absolvierte, ein Psychiater, der nur die Zulassung für Erwachsene hatte, »kleiner Psychiater« genannt wurde. Hierzu einige Gedanken aus dem »Plädoyer für Kinderpsychotherapie, Kinderanalyse und die Arbeit mit dem psychisch kranken Kind. Gedanken über Vergangenheit, Gegenwart und Zukunft«. Diese Schrift ist zum 20-jährigen Bestehen der Poliklinik für Kinder- und Jugendpsychotherapie der Technischen Universität München im Jahre 1997 von Jochen Stork veröffentlicht worden.

Seit dem Erscheinen ist ein Vierteljahrhundert vergangen und erfreulicherweise hat sich vieles im Verhältnis der Erwachsenenanalyse zur Kinderanalyse zum Positiven verändert, woran an der Akademie für Psychoanalyse und Psychotherapie in München e.V. insbesondere Thea Bauriedl, Elisabeth Petershagen und Tobias von Geiso als ehemalige Vorstandsvositzende einen großen Anteil hatten. Storks Plädoyer ist trotzdem weiterhin von Bedeutung, da es das Besondere der Kinderanalyse benennt und auf den Punkt bringt. Auch im Hinblick auf die Zukunft unseres Berufsstandes mit den nun in Kraft tretenden Veränderungen durch das Psychotherapeutengesetz und dem neuen Zugang über ein Psychotherapiestudium für beide Fachrichtungen bleibt die spannende Frage: »Wie können wir junge Kolleg*innen für unsere Profession, die mit Säuglingen, Kindern, Jugendlichen, ihren Eltern und Familien arbeitet, gewinnen und begeistern?«

Stork führt hierzu viele Ideen und Argumente aus, von denen ich fünf herausgreifen möchte.

a) Die Psychoanalyse hat ihre Wurzeln auch in der Arbeit mit Kindern

Die Psychoanalyse verdanke ihre Faszination und Kreativität zu einem beachtlichen Teil der Kinderanalyse. Fast alle großen Analytiker*innen seit den 1920er-Jahren waren gleichzeitig Kinderanalytiker*innen. So führte S. Freud den Begriff »Ödipuskomplex« erst 1909 mit der Veröffentlichung der *Analyse der Phobie eines fünfjährigen Knaben* ein. Man denke auch an Melanie Klein und ihre Konzepte über Fantasietätigkeit, Symbolbildung, negative Übertragung, projektive Identifizierung, paranoid-schizoide und depressive Position, Begriffe wie Neid und Dankbarkeit, ebenso an Anna Freud, René Spitz, Margaret Mahler, Bruno Bettelheim, Donald W. Winnicott, Daniel Stern, Joseph D. Lichtenberg, René Diatkine, Serge Lebovici.

b) Kinderanalytiker*innen sind näher am eigenen kindlichen Unbewussten als Erwachsenenanalytiker*innen

Kinderanalytiker*innen müssten intensiver mit ihrem eigenen kindlichen Unbewussten auf Szenen in der Behandlung reagieren. Stork (1997a, S. 32) schreibt:

> »Bei all dem muß […] daran erinnert werden, dass der Erwachsenenanalytiker zumeist in gesicherter Position, von seinem Patienten ungesehen, hinter der Couch sitzt, und alle Zeit hat, mit der gleichschwebenden Aufmerksamkeit umzugehen. Der Kinderanalytiker hingegen muss sich diesen Reflexions- und Assoziationsraum mühsam erkämpfen, da er häufig völlig in Anspruch genommen, immer gegenwärtig, wie in einem psychodramatischen Geschehen eng einbezogen, dennoch die Fähigkeit besitzen muss, Einsicht

> in das unbewußte Geschehen seines Patienten zu gewinnen und gleichermaßen seinem eigenen Unbewussten und dessen Erscheinen, im Bewusstsein lauschen, und dies zu beurteilen, um zu einer objektiven Gegenübertragung zu kommen.«

Ich versuche das in meinen Worten zu sagen: Durch das Agieren und Spielen eines Kindes sind Kinderanalytiker*innen immer wieder aufgefordert, einerseits mitzuspielen und andererseits einen inneren Raum zu halten, um Assoziationen wahrzunehmen und das Geschehen zu reflektieren. Da der Handlungsdialog mit dem Kind auf vielen Ebenen gleichzeitig geschieht, befindet sich der/die Therapeut*in wie in einem psychodramatischen Geschehen. Er/sie sind gefordert, sein/ihr Unbewusstes zu erkennen, dasjenige des Kindes und, wenn es denn möglich ist, die »objektive« Gegenübertragung wahrzunehmen. Darunter verstehe ich, eben nicht nur aus dem eigenen unbewussten kindlichen Impuls heraus zu handeln, sondern die innere dritte therapeutische Position ebenfalls im Auge zu behalten.

Weiter mit Storks Thesen: Trotz einer qualitativ guten Ausbildung besitze ein Erwachsener keinen einfachen Zugang zu Teilen der Psyche seines eigenen kindlichen Erlebens – der Gegenwärtigkeit der phantasmatischen Vielfalt, der tiefen Verwurzelung im primärprozesshaften Denken, der großen Nähe zu unbewussten Vorgängen. So muss der Kinderanalytiker über seine Erwachsenenwelt zu dem Universum des kleinen Patienten Zugang finden und gerät dabei leicht in Versuchung, das überzubewerten, was ihm »vernünftiger« erscheint oder was die Eltern ihm von dem Kind berichtet haben, obwohl dies nur im weitesten Sinne mit dem Kind zu tun hat, sondern zumeist mehr an das elterliche Erleben und deren Verarbeitung von Affekten sowie deren Erwartungen und deren Schuldgefühle, gebunden ist (vgl. Stork, 1997a, S. 30).

c) Zum unterschiedlichen Setting

Auch wenn es banal klingt, gehörten für Jochen Stork im Unterschied zu den Erwachsenentherapeut*innen, die nur eine Serviette austauschen und das Kissen aufschütteln müssten, zur Kindertherapie die Aufgabe, das oftmals verwüstete Therapiezimmer aufzuräumen, was er für eine wichtige Funktion im Sinne von Containing des therapeutischen Prozesses hielt. Ergänzend dazu möchte ich sagen, dass Kinderanalytiker*innen zusätzlich Zeit benötigen, da sie das Protokoll erst nach der Stunde anfertigen können, was aber oft schon eine Form der Supervision ermöglicht.

d) Heterogenität der Lebensalter

Ein weiteres besonderes Merkmal der Kinderanalyse bestehe in der Herausforderung, sich in die unterschiedlichen Entwicklungsstufen ihrer heranwachsenden Patient*innen einzufühlen. Fantasieren und Denken, Fühlen und Handeln eines Säuglings, eines Kleinkindes und eines Vorschulkindes, aber noch mehr das eines Jugendlichen in der Vorpubertät, unterscheiden sich auf vielfältige Art voneinander. Zwischen den Denkweisen eines sich entwickelnden Kindes und dem Standpunkt des Erwachsenen liegen Welten. Die kindliche Sichtweise in sich zu mobilisieren, wieder lebendig und schöpferisch zu machen, stellt für den Erwachsenen eine mühevolle Aufgabe dar. Hinzu kommt die Schwierigkeit des Verständnisses und der Einfühlung in eine andere Generation, der die Zukunft gehört und mit deren Prinzipien wir zumeist nur schwierig übereinstimmen, auch wenn wir glauben, uns ihnen – unser Alter verleugnend – angepasst zu haben.

e) Familiendynamik

Ein weiterer Punkt der besonderen Aufgabe der Kinderanalytiker*innen bestehe in der Komplexität der konflikthaften Problematik einer Familie, mit denen Kinderanalytiker*innen noch mehr als Erwachsenenanalytiker*innen, die zumeist mit wohl motivierten Patient*innen arbeiten, konfrontiert sind. Die Ausweglosigkeit, in der sich die Familie durch die Symptomatik befinde, begründe sich bei den Eltern häufig auf eine ebenso angstvolle wie irrationale Überzeugung, schuld an der psychischen Erkrankung ihres Kindes zu sein. Häufig versteckten sich dahinter die grandiose Überschätzung ihrer Fähigkeiten und der naive Wunsch, ihren Kindern alles Leid und alle Not, jede Form von Unbilden und Angst ersparen zu wollen, damit sie es einmal besser haben werden (Stork, 1997a, S. 31).

Aus dieser Aufzählung der besonderen Vielschichtigkeit der Kinderanalyse gehe hervor, dass die psychoanalytische Arbeit mit Kindern derjenigen in der Erwachsenenanalyse um nichts nachstehe, ja sogar komplexer und vielschichtiger sei und zusätzlicher Fähigkeiten bedarf. Die Geringschätzung der Kinderanalyse wirkt vor diesem Hintergrund paradox. Es zeigt sich auch hier die allgemeine gesellschaftliche Geringschätzung der Arbeit mit Kindern, die z. B. auch Kinderärzt*innen und Erzieher*innen erfahren. Stork (1997a, S. 32) fragt: »Müsste die Kinderanalyse nicht eine großartige Herausforderung für Psychoanalytiker*innen darstellen?«

Zum Schluss

Stork hatte stets die Autonomieentwicklung der kleinen Patient*innen im Auge und interessierte sich in jedem Fall für die Entwicklung der individuierenden, aggressiven Impulse. Ein Beispiel für sein Interesse an der Autonomieentwicklung, auch derjenigen seiner Mitarbeiter*innen, wird vielleicht in einer Anekdote deutlich, mit der ich meinen Bericht beenden möchte. Jochen Stork selbst hatte stets Lust am Hinterfragen von einseitigen Thesen, suchte gerne das Streitgespräch und eckte auch öfter an.

Für eine Veranstaltung mit der sehr bekannten Verena Kast hat Stork einmal der Akademie für Psychoanalyse und Psychotherapie in München e. V. den Hörsaal der Klinik am Biederstein (TUM) zur Verfügung gestellt. Sie hat einen Vortrag über das Mutterbild und die Metapher der »guten Kuh« gehalten. Nachdem sie nach Beendigung ihres Vortrages vor einem vollen Hörsaal viele wohlwollende Kommentare erhalten hatte, meldete sich Stork als Letzter zu Wort und meinte, er habe Schwierigkeiten mit der doch etwas einseitigen Darstellung der »guten Kuh«. Frau Kast, neugierig geworden, fragte nach, was er denn meine. Stork darauf: Bei der »guten Kuh« müsse er immer an die »dumme Kuh« denken.

Anderntags beklagte er sich bei uns im Team, warum nicht wir diesen Beitrag gebracht hätten, sondern er quasi als Gastgeber das habe sagen müssen. Einmal mehr hat er uns erinnert, auch beim Anhören eines Vortrages nicht auf unser analytisches Denken zu verzichten.

Literatur

Bradley, R.M. & Mistretta, C.M. (1975). Fetal sensory receptors. *Physiological Reviews, 55,* 352–382.

Condon, W.S. & Sander, L.W. (1974). Neonate movement in synchronized interaction with adult speech. *Science, 183,* 99–101.

Greenman, G.W. (1963). Visual behavior in newborn infants. In A.J. Solnit & S.A. Provence (Hrsg.), *Modern Perspectives in child Development* (S. 75–79). Hallmark.

MacFarlane, A. (1975). Olfaction in the Development of Social Preferences in the Human Neonate. In R. Porter & M. O'Connor (Hrsg.), *Parent-Infant Interaction. Ciba Foundation Symposion 33* (S. 103–117). Ciba Foundation.
Stork, J. (1991). *Wege der Individuation: Beiträge über die Dialektik in der Psychoanalyse.* Verlag Internationale Psychoanalyse.
Stork, J. (1994). Über autistische und psychotische Kinder. Versuch einer Einführung in das Thema. *Kinderanalyse, 2*(2), 125–137.
Stork, J. (1997a). Plädoyer für Kinderpsychotherapie, Kinderanalyse und die Arbeit mit dem psychisch kranken Kind. Gedanken über Vergangenheit, Gegenwart und Zukunft. In J. Stork (Hrsg.), *Für das psychisch kranke Kind. Schrift zum 20-jährigen Bestehen der Poliklinik für Kinder- und Jugendpsychotherapie der Technischen Universität München* (S. 20–37).
Stork, J. (1997b). Gedanken über ein Primat der Individuation. *Kinderanalyse, 5*(4), *329–344.*
Stork, J. (1998). *Le primat de l'individuation.* Presse Universitaires de France.
Tanaka, Y. & Arayama, T. (1969). Fetal Responses to Acoustic Stimuli. *Practical Otorhinolaryngology, 31*(5), 269–273.
Winnicott, D.W. (1983). Die Beziehung zwischen Aggression und Gefühlsentwicklung. In D.W. Winnicott (Hrsg.), *Von der Kinderheilkunde zur Psychoanalyse* (S. 91–112). Fischer.

Vita

Anne Rauch-Strasburger, Dipl.-Soz., Psychoanalytische Kinder-, Jugendlichen-, Erwachsenen- und Gruppentherapeutin (VAKJP) in eigener Praxis in München. Supervisorin und Dozentin an der Akademie für Psychoanalyse und Psychotherapie München e.V.

Kontakt

anne@strasburger.de

Struktur der Poliklinik am Biederstein

Adriana von Schelling

Ich möchte Ihnen gerne kurz die detaillierte Struktur der Poliklinik vorstellen. Wie Sie schon gehört haben, bestand das Team an der Poliklinik am Biederstein aus vielen Mitarbeiter*innen aus verschiedenen Berufen. Der Aufbau des Teams beruhte zum Großteil auf den Erfahrungen, die Jochen Stork im Centre Alfred Binet in Paris gesammelt hatte. Es gab um Jochen Stork ein »Kernteam« aus einem Oberarzt oder einer Oberärztin, zwei Assistent*innenstellen der TU, einem/einer Sozialpädagog*in und mehreren wechselnden Mitarbeiter*innen, die aus Drittmitteln und anderen Fördermitteln finanziert wurden. Alle Mitarbeiter*innen befanden sich in psychoanalytischer Ausbildung oder hatten diese bereits abgeschlossen. Außerdem gab es zwei Sekretärinnen, die entscheidend sowohl praktisch als auch psychisch zum Funktionieren des Teams beitrugen.

Wenn sich eine Familie in der Ambulanz anmeldete, bekam sie zunächst zwei Termine für eine ausführliche Anamnese mit den Eltern sowie einen Termin für eine Testdiagnostik mit dem Kind bei jeweils separaten Teammitarbeiter*innen. Es wurden projektive Tests durchgeführt und bei Bedarf auch ein Intelligenztest. Die Trennung von Anamnese und Diagnostik war Teil des psychoanalytischen Settings, um innerlich die Perspektive des Kindes von der der Eltern zu unterscheiden. Zweimal pro Woche wurde der zuvor im Team vorgestellte und besprochene Fall von Jochen Stork gesehen. Seine Begegnung mit der Familie wurde für das Team, wie bereits geschildert, live auf einem Bildschirm in einen anderen Raum übertragen. Anschließend wurde der Fall auch im Team bezüglich Diagnostik, Indikation und analytischer Aspekte besprochen. Meistens wurde, wenn es die Indikation erforderte, schon entschieden, zu wem im oder außerhalb des Teams die Familie vermittelt werden sollte. Wurde das Kind bzw. der/die Jugendliche an eine/n Mitarbeiter*in des Teams vermittelt, wurden die Eltern an eine/n separate/n Kolleg*in überwiesen. Diese sehr wertvolle

Praxis ist in einer niedergelassenen Praxis nicht so üblich. Die Trennung zwischen dem Kind bzw. der/dem Jugendlichen und deren Eltern in der Therapie sollte dem Kind bzw. der/dem Jugendlichen psychisch einen sicheren Platz ermöglichen und eine Unbewusste Rollendiffusion bei dem/der Therapeut*in verhindern. Die jeweils behandelnden Therapeut*innen stellten dann in der Supervision im Team anhand eines Stundenprotokolls gemeinsam den Fall vor. Es wurde dabei auch oft heftig diskutiert und Jochen Stork schonte uns bezüglich seiner Ansichten und Theorien nicht. Hierzu eine persönliche Geschichte: Er empfahl mir mal, ich sollte Diplomatin werden, da man mit mir nicht streiten könne.

Die Therapien fanden regelmäßig in dafür reservierten Räumen statt, die spartanisch eingerichtet waren mit einem Tisch, zwei Stühlen, einer Tafel, Holzklötzen und einem Sofa. Für jedes Kind gab es eine persönliche, individuelle Holzkiste mit einer »Grundausstattung«: Farbstifte, Wasserfarben, Spitzer, Radiergummi, Papier, Knete, Kreide, ein Schaumstoffball, kleine Autos und Playmobilfiguren (WICHTIG: *das Krokodil*). Alles, was in der Sitzung produziert wurde, sollte bis zum Ende der Therapie in der Kiste aufbewahrt werden. Die Handhabung des Materials und das Übertragungsgeschehen war Stoff der gemeinsamen Supervisionen. Das Entscheidende war, dem Kind einen freien, assoziativen Raum anzubieten. Ich erinnere mich an lebhafte Diskussionen, ob Handpuppen zum Inventar dazu gehören dürften, da sie nicht für jedes Kind individuell angeschafft werden konnten.

Wie Giulietta Tibone schon erwähnte, fand ein jährliches, öffentliches Kolloquium statt, in dem das Team – unter Berücksichtigung der Schweigepflicht – seine Fälle vorstellte. Die Vorbereitungen dafür wurden von großer Nervosität und Anspannung begleitet: »Ist mein Fall bzw. meine Arbeit interessant?«, »Habe ich neue Erkenntnisse mitzuteilen?«, »Habe ich beim Vortragen die nötige Präsenz?«. Wir trugen uns gegenseitig die Vorträge vor und korrigierten bis zur letzten Minute. Die Sekretärinnen begleiteten uns mit unendlicher Geduld. Die Vorträge der Kolloquien sind zum Teil in der Zeitschrift *Kinderanalyse* veröffentlicht. Sie fanden unter einem bestimmten Thema statt.

Einige Bespiele

➢ Zur Psychodynamik der Lernstörungen oder die Vorzüge der Dummheit

- Vom Kinderbuch zum Märchen
- Bruch mit der Kindheit vom Beginn der Pubertät
- Ansichten eines Zappelphilipps

Nach den Kolloquien gab es abends ein Fest mit Musik, an dem alle, inklusive des Gourmets und guten Kochs Jochen Stork, eigene Produktionen mitbrachten. Zum Zusammenhalt im Team trugen auch andere wichtige Ereignisse wie Weihnachtsfeiern, Betriebsausflüge und Geburtstagsfeiern bei. Bis heute prägt und begleitet mich und meine Kolleg*innen die psychoanalytische Arbeitsweise, die wir in der Poliklinik gelernt haben. Die Freundschaften, die ich dort geschlossen habe, natürlich auch. Auf all diesen Ebenen bleibt das Wirken Jochen Storks bis heute lebendig.

Vita

Adriana von Schelling, Dipl.-Psych., Psychoanalytische Kinder-, Jugendlichen- und Erwachsenentherapeutin (DGPT) in eigener Praxis in München. Dozentin an der Akademie für Psychoanalyse und Psychotherapie München e.V. und der Münchner Arbeitsgemeinschaft für Psychoanalyse e.V.

Kontakt

avonschelling@gmx.de

Von der Individuation zur Repräsentanz des Objekts

Eine Topik der Bindung

Bernard Golse

Einführung[1]

Es ist eine große Freude und Ehre für mich, dass ich eingeladen wurde, an diesem Symposium teilzunehmen, das dem Andenken von Jochen Stork gewidmet ist. Ich habe ihn in Paris über Serge Lebovici kennengelernt, der ihn sehr schätzte und der in meiner Ausbildung und in meinem beruflichen Werdegang eine große Rolle gespielt hat. Jochen Storks Arbeit hat es ermöglicht, in der Kinderpsychiatrie in Deutschland die psycho-pathologische und psychoanalytische Dimension zu verankern und weiterzuentwickeln. Aber wie wir wissen, bedarf dies der unermüdlichen Fortführung in Frankreich und auch hier, wie mir scheint.

Dies ist jedenfalls eine der Aufgaben des von mir 2021 gegründeten Institut Kindheit in der Gegenwart (Institut Contemporain de l'Enfance), das als ein Denkraum konzipiert wurde, um die psychische Fürsorge *(to cure)* und die Versorgung *(to care)* von Babys, Kindern und Jugendlichen mit psychischen Problemen und im Allgemeinen zu reflektieren. Diese Reflexion soll die Psychoanalyse, die Psychopathologie und Pädagogik mit der Welt der Kunst und Kultur verbinden, um therapeutische und künstlerische Kreativität in ihrer Dialektik zusammenzubringen.

Ein paar Worte zu Jochen Stork: Da die drei Bereiche, in denen ich mich am meisten engagiert habe, die frühe Entwicklung des Babys, die Autismus-Spektrum-Störungen und die Adoptionsproblematik, all die zentralen Fragen der Bindung, ihres Fehlens oder ihrer Besonderheiten betreffen, lag es nahe, dass Jochen Storks Überlegungen zum Individuationsprozess mich sehr interessieren.

---

1 Dieser Text ist eine Übersetzung aus dem Französischen von Isabelle Schuber & Aglaja von Kalckreuth-Gahleitner.

Meine Überlegungen zu Jochen Storks Werk

Dabei möchte ich besonders auf die folgenden Veröffentlichungen von Jochen Stork hinweisen:

- *Zur die Psychologie und Psychopathologie des Säuglings – Neue Ergebnisse in der psychoanalytischen Reflexion*, 1986
- *Das Vaterbild in Kontinuität und Wandlung*, 1986
- Seine Arbeit über Märchen *Das Märchen – ein Märchen?*, 1987
- Sein in meinen Augen zentrales Werk, nämlich *Le primat de l'individuation* (»Der Primat der Individuation«), 1998 erschienen in der Reihe *Fil rouge* bei den Presses Universitaires de France, einer Reihe, die ich derzeit nach Serge Lebovici und Philippe Jeammet leite.

In diesem Text steht die Individuation im Mittelpunkt seiner Überlegungen, und zwar durch den dialektischen Bezug, die sie mit der primären Identifizierung hat. Stork setzt sich damit einerseits mit der Theorie der Subjektivität und andererseits mit dem Wert und der Bedeutung der klassischen psychoanalytischen Positionen auseinander. Sein vielfältiges psychoanalytisches Wirken sowohl im Bereich der Erwachsenen- als auch der Kinderanalysen und seine Arbeit an der Bindung des Babys zu seinen Eltern bilden die Grundlage für seine Überlegungen. Diese ermöglichen uns in besonderer Weise eine Auseinandersetzung mit der frühen Entwicklung des Menschen. Sein Werk, insbesondere seine theoretischen Überlegungen, ist auch den Arbeits- und Freundschaftsbeziehungen, die sich im Laufe der Jahre zwischen Jochen Stork, René Diatkine und Serge Lebovici in einer Art intellektueller und beruflicher Verbindung entwickelt hatten, geschuldet. Zudem haben Lebovici und ich (1996) in der Zeitschrift *La psychiatrie de l'enfant* einen Artikel über Jochen Storks Positionen gegenüber der sogenannten »ermöglichenden Kommunikation« verfasst.

Meine Zusammenarbeit mit Jochen Stork

1997 lud er mich nach München ein, um auf einem Kongress im schönen Literaturhaus über das Freud'sche Konzept der »Ergänzungsreihe« zu sprechen.[2]

2 Golse, B. (1997, 13. September). *Freuds Konzept der Ergänzungsreihe an der Schwelle zum 21. Jahrhundert: Modernität, Freiheit und Psychopathologie* [Vortrag]. XVI. Symposium der

Im Jahr 1999 nahm ich mit ihm, Pierre Ferrari und Francisco Palacio-Espasa an einer Podiumsdiskussion in Straßburg über Psychoanalyse und Kinderpsychotherapie im Rahmen eines Treffens teil, das von der Association Européenne de Psychopathologie de l'Enfant et de l'Adolescent (AEPEA) organisiert wurde, deren Vorsitzender ich derzeit bin.[3] Ich erinnere mich im Zusammenhang dieser verschiedenen Begegnungen an einen äußerst freundlichen, subtilen und tiefgründigen Menschen. Um an die Arbeiten von Jochen Stork zur Individuation anzuknüpfen, möchte ich Ihnen nun zum einen einige Überlegungen zur Intersubjektivität und zur Subjektivierung im Hinblick auf die Individuation vorstellen. Zum anderen möchte ich Überlegungen zur mentalen Repräsentanz von Bindung als Vorstufe zur eigentlichen Objektrepräsentanz hervorheben. Die Idee ist, sich eine intrapsychische Topik vorzustellen, die sowohl bei Babys als auch bei nicht oder noch nicht differenzierten archaischen Patient*innen anwendbar ist.

Von der Individuation zur Subjektivierung – Vom Sein zur Existenz

Wir wissen heute – darauf werde ich später noch eingehen –, dass das Baby Bindung psychisch repräsentieren kann, bevor es sich ein Objekt vorstellen kann. Die besondere Bemühung um Bindung ist daher von wesentlicher Bedeutung, da das Baby auf diese Weise nach und nach das Objekt entdeckt (Zugang zur Intersubjektivität) und sich selbst als Subjekt, als Person entdeckt (Subjektivierung).

Die Pädiatrie hat enorme Fortschritte gemacht, um Kindern zu helfen, körperlich unversehrter geboren zu werden. Psychotherapeut*innen haben noch viel daran zu arbeiten, den Kindern zu helfen, psychisch gesünder geboren zu werden, ohne Gewalt oder Entwicklungstraumatisierungen. Der Embryo ist ein lebendiger Organismus, der Fötus auch, doch es ist schwer

Psychotherapeutischen Kinder- und Jugendklinik »Die Ursprünge der Geisteskrankheit«, unter dem Ehrenvorsitz von Prof. S. Lebovici anlässlich des XX. Jahrestages der Psychotherapeutischen Klinik, Literaturhaus München.

3 B. Golse, B., Palacio-Espasa, F., Stork, J. & Ferrari, P. (1999, 15./26. Juni). *Welche Zukunft, welche Ausbildung?* [Podiumsdiskussion]. Europäisches Treffen der Kinderpsychoanalyse zum Thema »Psychoanalyse und Psychotherapien des Kindes«, das von der Europäischen Vereinigung für Kinder- und Jugendpsychopathologie (Prof. Cl. Bursztejn) organisiert wurde, Universität Marc Bloch, Straßburg.

vorstellbar, dass sie bereits über eine Reflexivität verfügen, die es ihnen ermöglicht, sich als existent zu empfinden. Abgesehen davon kann sich jeder lebendige Organismus, bevor er sich als existierend, wohl als seiend erleben, d.h. einfach nur lebend, denn dazu muss er das äußere Objekt nicht bereits entdeckt haben.

Im Gegensatz dazu bezieht sich das Gefühl des Existierens per Definition auf das Äußere sowie die Objekte der Umwelt und setzt daher den Zugang zu Intersubjektivität und Subjektivierung voraus. Der Übergang vom einen zum anderen kann traumatisch sein, wie es wahrscheinlich bei autistischen oder archaischen Pathologien der Fall ist. Es ist die Herausforderung der perinatalen Fürsorge und der Qualität der frühen Betreuung von Kleinkindern, diesen Übergang so kontinuierlich und kleinschrittig wie möglich zu gestalten. Die Rolle des Erwachsenen ist aufgrund der wesentlichen und grundlegenden Unvollständigkeit des Babys, d.h. seiner unfertigen Entwicklung, von entscheidender Bedeutung (Neotenie: Unreife, welche die anfängliche Entwicklung kennzeichnet).

Winnicott (1988) entwickelte am Ende seines Lebens, wahrscheinlich aufgrund der Todesangst, die er zu dieser Zeit verstärkt spürte, das Konzept des *sense of being* (Gefühl des Seins). Wir haben das Glück, dass wir diesen Ausdruck im Französischen entweder als *sentiment d'être* (Gefühl des Seins) oder als *sentiment d'exister* (Gefühl des Existierens) übersetzen können. Die beiden Komponenten des *sense of being* sind, wie ich bereits sagte, sehr unterschiedlich: Das Gefühl des Seins ist präobjektal, während das Gefühl des Existierens von der Entdeckung der Objekte abhängt. Es reicht nicht aus, physisch geboren zu werden, um psychisch geboren zu werden, und leider können autistische Kinder ein Lied von diesen schmerzhaften Unterschieden singen. Wenn Rank (1924) seinerzeit vorschlug, dass das Trauma der physischen Geburt das Modell und die Grundlage für alle unsere späteren Traumatisierungen bildet, kann man sich heute fragen, ob nicht der Prozess der psychischen Geburt – ob er nun normal verläuft oder nicht – ebenfalls das Modell und die Grundlage für spätere normale oder pathologische Entwicklungsprobleme bildet.

In den folgenden Ausführungen möchte ich besonders auf eine Kontinuität in den frühesten psychischen Entwicklungsschritten hinweisen. Da der Fötus wahrscheinlich mit einem nicht-reflexiven Bewusstsein ausgestattet ist, das ihn im Sein ansiedelt, ist es vermutlich der Übergang von der vorgeburtlichen zur nachgeburtlichen Phase, der die allmähliche Umwandlung des Gefühls des Seins in das Gefühl des Existierens bewirkt.

Diese Gedanken beziehen sich auf das Konzept der »Zäsur der Geburt« (Bion, 1989; Freud, 1975).

Die Individuation

Unter diesem Begriff versteht man den Prozess, durch den sich das Kind als ein vom anderen unterschiedenes Subjekt differenziert, was Stork m. E. zu vertiefen versuchte. Die Arbeiten von Winnicott helfen uns, diese Problematik zu durchdenken, aber heute ist es wichtig, zwischen dem zu unterscheiden, was sich auf der zwischenmenschlichen Ebene abspielt, und dem, was sich auf der intrapsychischen Ebene abspielt.

Von der Intersubjektivität zur Subjektivierung

Intersubjektivität spielt sich auf der interpersonellen Ebene ab, während die Subjektivierung, die für Psychoanalytiker von größerem Interesse ist, auf der intrapsychischen Ebene stattfindet. Es ist der Prozess des Übergangs vom Interpersonellen zum Intrapsychischen, der hier angesprochen ist. Wir haben uns daran gewöhnt, zu denken oder zu verkünden, dass dieser Übergang nur annäherungsweise angegangen werden kann und dass er uns hinsichtlich seines Wesens und seiner innersten Mechanismen für immer rätselhaft bleiben wird. Es ist ein Spalt, der nicht wegzudenken ist und so einen Nährboden für alle Polemiken zwischen Bindungstheoretiker*innen (Spezialisten für das Interpersonelle) und Psychoanalytiker*innen (Spezialisten für das Intrapsychische) bildet.

Wir lassen nicht locker und folgen damit Freud, der sagte, dass »wir auf nichts verzichten können«, und es scheint uns, dass wir nun über eine Reihe von klinischen, experimentellen und theoretischen Daten verfügen, die es uns ermöglichen, den Übergang vom Interpersonellen zum Intrapsychischen zu denken, d. h. den Übergang von der Intersubjektivität zur Subjektivierung (Golse, 2006). Der Übergang von der Intersubjektivität zur Subjektivität setzt in der Tat eine doppelte Bewegung der Verinnerlichung und der Spekularisierung (»Spiegelung«) voraus. Was die Verinnerlichung betrifft, können wir uns den Sachverhalt als intrapsychische Einschreibung der »inneren Arbeitsmodelle« *(Working internal models)*, der Bindungstheorie (Bretherton, 1990) oder der von Stern (1989) beschriebenen »generalisierten Interaktionsrepräsentanzen« und die Arbeit von Roussillon (1997) vorstellen.

Schließlich denken wir an das Konzept des bedeutenden Anderen, der ein im Wesentlichen »gleiches« und ein bisschen »nicht gleiches« (Haag, 1985) Spiegelobjekt sein muss und zwar deswegen, damit sich die Andersartigkeit ohne Entfremdung, aber auch ohne traumatisches Herausreißen oder Gewalt einschreiben kann. Die Subjektivierung erscheint daher als eine Verinnerlichung intersubjektiver Repräsentanzen mit einem allmählichen Eindringen in die unbewusste elterliche Dynamik, sowie der gesamten infantilen Geschichte der Eltern, ihrer ödipalen Konflikthaftigkeit, ihrer psychosexuellen Geschichte, ihrer inter- und transgenerationalen Problematik und der damit verbundenen Auswirkungen in ihrer Nachträglichkeit. In Bezug auf die Intersubjektivität impliziert die Subjektivierung darüber hinaus eine Dynamik der Spekularisierung (»Spiegelung«); das Objekt ist auch ein »Objekt-anderes-Subjekt« nach der Terminologie von R. Roussillon (Golse & Roussillon, 2010).

Die Subjektivierung läuft zweifellos nicht in einem Alles-oder-Nichts-Modus ab, da z. B. Menschen mit Autismus-Spektrum-Störung offenbar gut zur sprachlichen Subjektivierung gelangen (von sich selbst in der ersten Person, dem »Ich«, sprechen können), ohne dass es ihnen jedoch gelingt, eine umfassendere Subjektivierung im phänomenologischen Sinne des Wortes zu etablieren. Neben der Verinnerlichung und der Spekularisierung (s. o.) sollte auch der Frage der Antizipation oder der Annahme des Subjekts durch den Anderen nachgegangen werden.

Antizipation oder Annahme des Subjekts durch den Anderen

Kein Kind kann ein Subjekt werden, wenn es nicht zunächst als solches antizipiert oder von den Erwachsenen, die sich um es kümmern (Eltern und/oder Fachkräfte), als solches wahrgenommen wird. Dies ist die Folge der anthropologischen Grundsituation (Laplanche, 2002), d. h. der grundlegenden Unvollständigkeit des menschlichen Neugeborenen. Sich das Subjekt vorzustellen, bedeutet, eine Idee von der Vorform eines Subjekts zu haben und damit dem noch ungeformten Subjekt eine Subjektwerdung zu ermöglichen. Die Antizipation des Subjekts bedeutet, darauf zu setzen, dass das Baby, wenn es einen Subjektstatus erhält, dies auch dann werden kann, wenn es noch keinen Subjektentwurf oder keine Subjektvorform gibt. Wie dem auch sei, diese Antizipation des Subjekts ist wohl in einigen autistischen Organisationen nur unzureichend gegeben. Umgekehrt kann die o. g. Antizipation die autistische Entwicklung vielleicht in gewissem Maße verhindern.

Von der Repräsentanz der Bindung zur Repräsentanz des Objektes

Plädoyer für eine dritte Topik: Wenn man – wie es häufig geschieht – von der Repräsentanz des Objekts spricht, wirkt dieses Konzept oft zu verallgemeinernd. Es scheint mir sinnvoll, es zu dekonstruieren und auf unterschiedlichen Ebenen zu untersuchen. Die Repräsentanz des Umrisses des Objekts ist eine Sache, die Darstellung der Bindung zum Objekt eine andere und die Repräsentanz des Objekts selbst noch eine Dritte.

1 Der Umriss des Objekts

Der Umriss des Objekts hat wahrscheinlich seine eigene Ebene der Repräsentanz, wie man folgendermaßen belegen kann: Diejenigen unter uns, die in einer Säuglingsstation arbeiten, wissen etwa, dass Kinder, die von Geburt an zur Adoption freigegeben werden, sehr schnell, wenn nicht sogar von Anfang an, eine Vorstellung davon zu haben scheinen, was »ein Elternteil« ist. Das frisch geborene Baby hat vielleicht tatsächlich eine Art angeborene Vorstellung von dem Anderen, den es braucht, von dem hilfsbereiten Anderen, ohne den es nicht leben kann und den es im Rahmen der »anthropologischen Grundsituation« (Laplanche, 2002) grundsätzlich braucht.

Das ist wohl das, was Bion (1979a, 1979b, 1982) mit seinem Konzept der Präkonzeption meinte. Wenn Bion von der Brust spricht, sagt er manchmal: »Das Baby sucht die Brust dort, wo sie normalerweise ist« (Bion, 1989). Dieser ungewöhnliche Satz bedeutet vermutlich nicht, dass es sie auf dem Körper der Mutter aufgrund der Erinnerungsspuren, die es vom Saugen hat, sucht. Es bedeutet vermutlich auch nicht, dass es die Brust aufgrund einer instinktiven Anziehung durch den Geruch der Milch sucht, sondern vielmehr, dass es sie an einem Ort sucht, von dem es eine Art Proto-Repräsentation hat. Nach Bion kann die Protovorstellung nur dann zur Vorstellung werden, wenn sie in der äußeren Realität auf das Objekt trifft, das ihr entspricht und sie somit durch die emotionale Erfahrung dieser Begegnung fixiert.

Dies ist auch der Ansatz von Missonnier (2009), der im Zusammenhang mit dem »ersten Kapitel des Lebens«, womit die Schwangerschaft gemeint ist, vom Virtuellen spricht, von einer virtuellen Objektbeziehung. Das betrifft die Vorstellungen, die sich Eltern von ihrem noch ungeborenen Kind machen können und die zum Teil dem entsprechen, was unter dem Begriff »imaginäres Kind« beschrieben wurde. Vielleicht darf man die Dinge symmetrischer sehen und miteinbeziehen, dass der Fötus seinerseits auch die Möglichkeit hat, eine Protovorstellung seiner zukünftigen Eltern zu entwickeln, Protovorstellungen von Funktionen, eher als von konkreten Merkmalen einer Person.

Im künstlerischen Bereich könnte man schließlich für die Bedeutung der Stellung des Objekts Folgendes anführen: Buzzatis (1949) *Le désert des tartares*, ein Buch, in dem der Held sein ganzes Leben damit verbringt, bis zum Tod den Horizont abzusuchen, wo seiner Meinung nach vielleicht eine nicht zu erwartende feindliche Armee auftauchen könnte. Dies könnte dem Diebstahl der *Mona Lisa* aus dem Louvre im Jahr 1911 entsprechen: Leader (2011) berichtete, dass es zwischen 1911 und 1913 nie so viele Besucher gab (d.h. mehr Besucher, die den leeren Platz des Gemäldes betrachteten, als Besucher, die dieses Meisterwerk der Malerei bewunderten, das vorher die Massen angezogen hatte).

2 Die Repräsentanz der Bindung zum Objekt

Im Jahr 1960 hatte Lebovici diesen etwas rätselhaften, berühmten Satz formuliert: »Das Objekt kann besetzt werden, bevor es wahrgenommen wird.« Man könnte auch in Bezug auf das Fort/Da-Spiel sagen: Die Schnur wird vor der Spule besetzt. Lebovici kann auf der Achse des narzisstisch-objektalen Gleichgewichts in dem Sinne gelesen werden, dass das Objekt besetzt werden kann, während es noch als Teil des Selbst (narzisstisches Objekt) wahrgenommen wird, bevor es wirklich als außerhalb des Selbst (objektives Objekt) wahrgenommen wird, was auf die Winnicott'sche Unterscheidung zwischen subjektiven und objektiven Objekten verweist, die vor allem auf dem Überleben des externen Objekts angesichts der Angriffe auf die Repräsentanz desselben beruht. Es gibt auch eine andere Lesart dieses Satzes im

Zusammenhang mit der Bindungstheorie, wobei auch hier die Idee zugrunde liegt, dass man sich an ein Objekt binden kann, das noch als von einem selbst ununterscheidbar erlebt wird. Dies würde der ersten Bindung eine subjektive Qualität von Bindung verleihen. Auf jeden Fall erscheint diese Besetzung des Objekts noch vor seiner Wahrnehmung als solches in gewisser Weise als das Gegenteil des desobjektalisierenden Triebes, der von Green (1986) mit dem Todestrieb in Zusammenhang gebracht wurde.

Die Desobjektalisierung des Objekts wäre für Green in der Tat die Folge einer devitalisierenden Besetzung. Für Lebovici (1960) ist es die vitalisierende Besetzung des Vorobjekts, welche die Objektalisierung desselben in der Perspektive eines Lebenstriebs vornehmen würde. Die Vorstellung der Objektbindung gilt tatsächlich als eine Art Vorahnung des Objekts und könnte eine dritte Topik oder Bindungstopik begründen, die wir als Psychoanalytiker*innen in unserer Arbeit mit Babys oder autistischen Kindern benötigen (Golse & Missonnier, 2020).

Das Konzept der Interaktionsrepräsentanzen

Das Konzept der Interaktion, ein Sinnbild der allgemeinen Systemtheorie, steht heute bekanntlich im Mittelpunkt aller Studien und Forschungen, die das Baby und die Anfänge seiner Entwicklung betreffen. Die Besetzung von Interaktionen wird sowohl von Bindungsforschern als auch von Forschern, die sich auf die frühe Psychoanalyse beziehen, berücksichtigt. Aber die Besetzung von Interaktionen und die sich daraus ergebende Bindungsrepräsentanzen sagen an sich nichts über das in diese Interaktionen involvierte Objekt aus, von dem nur die interaktiven Merkmale repräsentiert werden. Als Beispiel seien hier die *internal operating models* (Bretherton, 1990) im Rahmen der Bindungstheorie und die »generalisierten Interaktionsrepräsentanzen« genannt, die Stern (1989) in Bezug auf sein Modell der emotionalen Abstimmung beschreibt.

Es wird oft von der Beobachtung der Babys durch Erwachsene gesprochen, aber das Baby ist seinerseits ein großer Beobachter des Erwachsenen, die es auf sehr rührende und manchmal sogar etwas einschüchternde Weise aufmerksam scannt. Das Baby ist ein wunderbarer Kliniker unserer Affekte und Emotionen. Wenn die Mutter zu stark anders ist als sonst, ist die Abweichung für das Baby unerträglich (was man z. B. bei einer mütterlichen Depression beobachten kann), aber wenn die Abweichung nicht zu groß ist, dann kann sie als stimulierende »Überraschung« für die Denkprozesse des Babys wirken (Marcelli, 2009). Im zweiten Lebenshalbjahr beobachtet das Baby die Mutter. Es bewertet ihre Abweichungen von dem Gewohnten, indem es den interaktiven Stil der Mutter analysiert; Abweichungen in ihrer emotionalen Abstimmung (Stern, 1989), die mehr oder weniger uni- oder transmodal, mehr oder weniger unmittelbar oder verzögert, mehr oder weniger abgeschwächt oder verstärkt sind.

Schon im ersten Lebenshalbjahr kann das Baby beginnen, die Responsivität der Mutter auf sein Bindungsverhalten zu beobachten.[4] Das Baby speichert in seiner Psyche eine Art Durchschnittswert der mütterlichen Bindungsreaktionen und bei jeder neuen interaktiven Begegnung mit der Mutter merkt es sich die Differenz zwischen der aktuellen mütterlichen Reaktion und den durchschnittlichen Vorstellungen, die es sich von ihr gemacht hat. Diese durchschnittlichen Vorstellungen sind nichts Anderes als seine zukünftigen *Working internal models* oder »Innere Arbeitsmodelle«, die von Bretherton (1990) beschrieben werden. Wenn die Mutter von dem Gewohnten abweicht (z. B. da sie ängstlich oder depressiv ist), fantasiert das Baby einen Dritten, da es leichter ist, einen Dritten als sich selbst für die mütterlichen Veränderungen zu beschuldigen. Dies wird, wie wir wissen, ein Leben lang alle unsere Liebesgeschichten prägen. Es ist die Abweichung des geliebten Objekts von dem, wie wir es kennen, die in uns immer die Angst vor einem rivalisierenden Dritten hervorruft. So wurden wir als Baby durch die Abweichungen des Imagos und der Funktionsweise unserer Mutter in die Triade eingeführt.

Wie wir sehen, ermöglichen es das Bindungssystem und das System der emotionalen Abstimmung dem Baby, sich die Variationen der mütterlichen Reaktionen vorzustellen und psychisch zu registrieren. So bilden sich Repräsentanzen der Äußerungen des Objekts. Es handelt sich hierbei um die Besetzung in die Variationen der mütterlichen Reaktionen und nicht um eine Besetzung der Mutter als Objekt. Aus diesem Grund kann man tatsächlich von einer Besetzung der präobjektiven Bindung sprechen und das ist es, was ich hier betonen wollte. Um eine Verbindung zu den Erkenntnissen der Neurowissenschaften herzustellen, kann man hinzufügen, dass der von Jeanne-

4 Unter Bindungsverhalten versteht man jedes Verhalten, das sowohl eine Signal- als auch eine Appellfunktion hat, d. h. jedes Verhalten des Babys, das dem Erwachsenen signalisiert: »Ich bin da und ich will, dass du kommst«. So definiert sind Bindungsverhaltensweisen vielfältig, wahrscheinlich Dyaden, spezifisch und auf jeden Fall viel zahlreicher als die vier oder fünf Verhaltensweisen, die Bowlby (1997) ursprünglich beschrieben hat: Schreien, Blickkontakt, Greifen und Saugen, allesamt in Verbindung mit den archaischen Reflexen, die zuvor von Kinderärzten beschrieben wurden.

rod (1983, 1993) vorgeschlagene Begriff der *Repräsent-aktion* ebenfalls einer mentalen Repräsentanz der Interaktion und nicht des Objekts als solchem und all seiner Merkmale entspricht.

Um dieses Thema der Repräsentanz der Bindung mit dem Objekt abzuschließen, möchte ich hinzufügen, dass Haag (1985) oft gesagt hat, dass das Baby sich in gewisser Weise ein zunächst abstraktes Bild seiner Mutter macht, ein rhythmisches Bild, das auf der Repräsentanz seiner dynamischen Interaktionen mit ihr beruht, bevor es sich ein plastisches Bild von ihr machen kann. Dies stimmt ihrer Meinung nach mit den Hypothesen von Leroy-Gourhan (1983) überein. Nach deren Hypothese ist die abstrakte Kunst in der Entwicklung der Menschheit tatsächlich viel älter als die gegenständliche Kunst. Dies belegen einige in Höhlen entdeckte Bilder, die viel älter sind als die von Lascaux, die Jagdszenen, Fischfangszenen, Kriegsszenen usw. enthalten.

3 Die Repräsentanz des Objekts als solches

Es ist schließlich diese Ebene der Darstellung des Objekts als solches, an die man intuitiv denkt, wenn man von der Repräsentanz eines Objekts spricht. Dies entspricht dem Konzept des geistigen Bildes im klassischen Sinne des Wortes, dem Bild des Anderen, den Darstellungen von Gesichtern, Orten, Objekten etc. Die Idee ist, dass diese Ebene der Repräsentanz des Objekts sich später aus den beiden zuvor benannten Ebenen vollzieht; von diesen eine Art Abschluss darstellt. Schließlich wird deutlich, dass es zu ungenau und verschwommen ist, von Objektverlust zu sprechen.

Man kann sich zum Beispiel bei Depressionen fragen: Was geht wirklich verloren, die Repräsentanz vom Umriss des Objekts, die Repräsentanz von der Bindung zum Objekt oder die Repräsentanz vom Objekt selbst? Welche Auswirkung hat das Alter des Babys auf die Ebene der Repräsentanzen? Was die Melancholie betrifft, meint der Verlust der Repräsentanz dann alle drei Ebenen? Es gibt so viele spannende Fragen, die wir unseren Überlegungen zur frühen Entwicklung von Kleinkindern zu verdanken haben.

Auf dem Weg zu einer Metapsychologie der Bindung

Diese drei verschiedenen Ebenen der Repräsentanzen könnten zu einer Bindungstopik führen. Diese wird in unserer Arbeit mit autistischen oder archaisch fixierten Babys und Kindern, bei denen die fehlende oder unzureichende Differenzierung den Rückgriff auf die beiden klassischen Freud'schen Topiken verbietet, schmerzlich vermisst. Was ist also unter dem Begriff Metapsychologie der Bindung zu verstehen? Handelt es sich um eine streng intrapsychische Metapsychologie, wie sie Dejours (1986) im Laufe seiner Arbeiten entwickelt hat? Oder handelt es sich eher um das, was man vielleicht eine intersubjektive Metapsychologie nennen könnte, die uns jedoch nicht in die Versuchung bringt, sich eine allgemeingültige Regel auszudenken? Der Gegensatz zwischen beiden Standpunkten ist vielleicht nicht so radikal, wie es scheint, denn es gibt in der Tat eine Möglichkeit, die Verbindung zwischen dem Intrapsychischen und dem Interpersonellen zu denken. Diese besteht darin, dass es für das Baby keine Selbstrepräsentanz gibt, die nicht eine Repräsentanz seiner selbst in Interaktion mit dem Anderen ist. Und keine Repräsentanz des Anderen, die nicht eine Repräsentanz des Anderen in Interaktion mit einem selbst ist, wie das von Stern (1989) entwickelte Konzept der generalisierten Interaktionsrepräsentanzen deutlich macht.

Die Errichtung des psychischen Apparats, der immer – ob man es will oder nicht – eine Darstellung der Bindung – in der Bindung und durch die Bindung – ist, spielt sich daher genau an der Schnittstelle zwischen dem Interpersonellen und dem Intrapsychischen ab. Wobei Psychotherapien von Eltern und Babys gemeinsam die doppelte Bewegung der Verinnerlichung und der Spiegelung fördern, die dem Übergang vom interpersonellen zum intrapsychischen Register zugrunde liegt.

Im Rahmen der Eltern-Kind-Therapie kann man sich vorstellen, dass die psychische Arbeit des Dritten, d. h. jene von Therapeut*in oder Co-Therapeut*in, genau den Weg für diesen doppelten Prozess (der Verinnerlichung und der Spiegelung) ebnet, der bei den betroffenen Dyaden oder Triaden nur unzureichend vorhanden ist. Dies wird erreicht, indem sie an der Schnittstelle der Interaktionen zwischen dem Baby und seinen Eltern die Antizipation des Babys als vollwertiges Subjekt durch seine Eltern fördert. Aus dieser Perspektive wäre die Eltern-Kind-Psychotherapie eine Verwirklichung der oben erwähnten dritten Topik.

Es lässt sich sagen, dass die frühe Entwicklung des Babys heute als ein Prozess verstanden werden kann, der den allmählichen Übergang vom Gefühl des Seins zum Gefühl des Existierens ermöglicht. Die Herausforderungen der perinatalen Arbeit betreffen also hauptsächlich die Pflege der frühen Bindungen. Sie soll den Neugeborenen ermöglichen, diesen Übergang reibungslos, ohne Gewalt und ohne Entwicklungstrauma zu vollziehen. Die Tatsache, dass das Erschaffen des Objekts tatsächlich auf einen ständigen Prozess der Konstruktion und Dekonstruktion verweist, zeigt wiederum, wie dieser Prozess sich Schritt für Schritt vollzieht.

Schließlich möchte ich hervorheben

- Die Qualität der frühen Betreuung von Kleinkindern ist ein kategorischer Imperativ im kant'schen Sinne des Wortes, d. h. sie ist eine Verpflichtung, die oberste Priorität hat.
- Anfängliche Neotenie: Das menschliche Baby ist in der Tat das unvollständigste aller Säugetierbabys, ohne die Hilfe eines Erwachsenen stirbt es unweigerlich. Die menschliche Spezies gehört somit zu den Spezies, deren Kleinstkinder grundsätzlich einen Anderen, einen Erwachsenen brauchen, um physisch zu überleben und sich psychisch aufzubauen. Es ist die Rolle dieses Anderen, welche die Psychoanalyse mit dem Konzept des »Nebenmenschen« (bedeutende Andere) theoretisiert hat.
- Die ethischen Herausforderungen der frühen Säuglingspflege: Die oben erwähnte Unvollständigkeit des Babys bringt also erhebliche ethische Herausforderungen für die Erwachsenen mit sich, die sich um die Kleinkinder kümmern (Eltern, Fachkräfte, Care-Givers). Zu diesen Herausforderungen gehört der Übergang vom Gefühl des Seins zum Gefühl des Existierens, denn gerade die Qualität der frühen Pflege spielt eine wesentliche Rolle bei der Begleitung dieser prozessualen Bewegung.

Literatur

Bion, W. R. (1979a). *Aux sources de l'expérience.* P. U. F.

Bion, W. R. (1979b). *Éléments de Psychanalyse.* P. U. F.

Bion, W. R. (1982). *Transformations – Passage de l'apprentissage à la croissance.* P. U. F.

Bion, W. R. (1989). A propos d'une citation de FREUD. *Revue Française de Psychanalyse, 53*(5), 1263–1270.

Bowlby, J. (1997). *Attachment and Loss* (Bd. 1–3). Pimlico.

Bretherton, I. (1990). Communication patterns. Internal working models and the intergenerational transmission of attachment relationships. *Infant Mental Health Journal, 11*(3), 237–252.

Buzzatti, D. (1949). *Le désert des tartares.* Éditions Laffont.

Dejours, C. (1986). *Le corps entre biologie et psychanalyse*. Payot.
Freud, S. (1975). *Inhibition, symptôme et angoisse* (5. Auflage). P.U.F.
Freud, S. (1976). La création littéraire et le rêve éveillé. In *Essais de psychanalyse appliquée* (S. 69–81). Gallimard.
Golse, B. (2006). *L'Être-bébé (Les questions du bébé à la théorie de l'attachement, à la psychanalyse et à la phénoménologie)*. P.U.F.
Golse, B. & Lebovici, S. (1996). Quelques réflexions à propos de l'article de Jochen Stork et aussi à propos d'un livre et d'un reportage télévisé sur la communication facilitée. *La psychiatrie de l'enfant,* 39(2), 493–499.
Golse, B. & Missonnier, S. (2020). Plaidoyer pour une troisième topique. Une représentation intrapsychique du lien intersubjectif avant même la découverte de l'objet. *In analysis, 4*(2), 131–138.
Golse, B. & Roussillon, R. (2010). *La naissance de l'objet (une co-construction entre le futur sujet et ses objets à venir)*. P.U.F.
Green, A. (1986). Pulsion de mort, narcissisme négatif, fonction désobjectalisante. In *La pulsion de mort: Premier symposium de la fédération européenne de psychanalyse* (S. 49–59). P.U.F.
Haag, G. (1985). La mère et le bébé dans les deux moitiés du corps. *Neuropsychiatrie de l'enfance et de l'adolescence, 33*(2–3), 107–114.
Jeannerod, M. (1983). *Le cerveau machine.* Fayard.
Jeannerod, M. (1993). Intention, représentation, action. *Revue Internationale de Psychopathologie, 10,* 167–191.
Laplanche, J. (2002). A partir de la situation anthropologique fondamentale. In C. Botella (Hrsg.), *Penser les limites. Écrits en l'honneur d'André Green* (S. 280-287). Delachaux et Niestlé.
Leader, D. (2011). *Ce que l'art nous empêche de voir.* Petite Bibliothèque Payot.
Lebovici, S. (1960). La relation objectale chez l'enfant. *La Psychiatrie de l'enfant, 3*(1), 147–226.
Leroi-Gourhan, A. (1983). *Le fil du temps (Ethnologie et préhistoire).* Fayard.
Marcelli, D. (2009). *La surprise. Chatouille de l'âme.* Albin Michel.
Missonnier, S. (2009). *Devenir parent, naître humain. La diagonale du virtuel.* P.U.F.
Rank, O. (1924). *Le traumatisme de la naissance.* Petite Bibliothèque Payot.
Roussillon, R. (1997). La fonction symbolisante de l'objet. *Revue Française de Psychanalyse, 61*(2), 399–415.
Stern, D.N. (1989). *Le monde interpersonnel du nourrisson: Une perspective psychanalytique et développementale.* P.U.F.
Stork, J. (1986a). *Zur Psychologie und Psychopathologie des Säuglings. Neue Ergebnisse in der psychoanalytischen Reflexion.* Frommann-Holzboog.
Stork, J. (1986b). *Das Vaterbild in Kontinuität und Wandlung.* Frommann-Holzboog.
Stork, J. (1987). *Das Märchen, ein Märchen?* Frommann-Holzboog.
Stork, J. (1988). *Le primat de l'individuation.* P.U.F.
Winnicott, D.W. (1990). *La nature humaine.* Gallimard.

Vita

Bernard Golse, Prof. Dr., Psychoanalytiker (IPA), Kinderpsychiater und Essayist. Ehemaliger Leiter der Abteilung für Kinderpsychiatrie des Hôpital Necker-Enfants malades

(Paris). Emeritierter Professor für Kinder- und Jugendpsychiatrie an der Universität René Descartes (Paris) und Präsident der Europ. Vereinigung für Kinder- und Jugendpsychopathologie (AEPEA). Vorsitzender der CIPPA, Verein für Int. Koordination der Fachkräfte für Autismuserkrankungen.

Isabelle Schuber, Dipl.-Psych., Psychoanalytische Kinder-, Jugendlichen- und Erwachsenentherapeutin in eigener Praxis in München.

Aglaja von Kalckreuth-Gahleitner, M. A. Päd., Psychoanalytische Kinder-, Jugendlichen- und Erwachsenenpsychotherapeutin (VAKJP, DPV) in eigener Praxis in Tutzing. Supervisorin und Dozentin an der Münchner Arbeitsgemeinschaft für Psychoanalyse e.V. und dem Centrum für Integrative Psychotherapie in München.

Kontakt

schuberisabelle@posteo.de

a.kalckreuth@gmx.de

Transformationsprozesse in der Therapie und der Umwelt

Joachim Küchenhoff

Einleitung

»Damals, als das Wünschen noch geholfen hat ...«, so beginnen viele Märchen. Damals, als das Wünschen für die Psychoanalyse noch geholfen hat, da gab es märchenhafte Orte, zumal den am Biederstein, wo zwar nicht Kalif Storch, aber doch Meister Stork wohnte, wo das Märchen selbst untersucht wurde, aber auch das Vaterbild in Kontinuität und Wandel, wo neue Wege im Verständnis der allerfrühesten Säuglingsentwicklung begangen wurden, und wo um neue psychoanalytische Erkenntnis gerungen wurde, das Gespräch gewünscht und gesucht war. Die Reisen zu den Stork'schen Symposien nach München haben mich verändert, mich transformiert, und so freue ich mich, etwas zurückgeben zu können, indem ich Transformationen selbst in den Blick nehme.

Der nachfolgende Beitrag ist in drei Teile gegliedert. Er beginnt mit einer allgemeinen Charakterisierung von Transformation; enthalten sind eine Begriffsbestimmung, die Zeitanalyse von Transformationsprozessen sowie Beispiele. Der zweite Abschnitt ist »Transformationen in der Psychoanalyse« gewidmet. Bei Sigmund Freud beginnend, wird die individualpsychologische Seite der Transformation anhand der Traumarbeit erläutert, ein klinisches Beispiel veranschaulicht das Gemeinte. Ausführlich wird auf W. R. Bion einzugehen sein, dem wohl wichtigsten Vertreter einer allgemeinen psychoanalytischen Transformationstheorie; dabei ist neben der individuellen die intersubjektive Transformation zu berücksichtigen. Christopher Bollas Gedanken zum transformationalen Objekt werden von dem Konzept Bions abgegrenzt, kurz soll Julia Kristevas transformationelle Methode zumindest erwähnt werden. Im dritten Teil werden kollektive Transformationsprozesse und vor allem auf ihr Scheitern am Beispiel der uns alle umtreibenden Klimakatastrophe beschrieben. Der Text greift Gedanken auf, die in einer gemeinsamen Arbeit mit Rolf-Peter Warsitz entwickelt und weitergeführt worden sind (Küchenhoff & Warsitz, 2024).

Transformation: Begriffsklärungen

Auch wenn der Begriff mittlerweile ubiquitär verwendet wird und dadurch abgenutzt erscheint, bleibt er doch aufschlussreich und hilfreich. Aber er muss erläutert und definiert werden. Er ist natürlich kein psychoanalytischer Fachbegriff. Das Wort selbst umschreibt schon seinen Inhalt: Eine Form wird transponiert, also in eine andere überführt. Wenn aber eine Form verändert wird, wird nicht allein ein Teil ausgewechselt, sondern die Struktur, also der Zusammenhang der Teile, verändert sich und gewinnt so eine neue Gestalt. Metamorphose ist der aus dem Altgriechischen abgeleitete Terminus für den gleichen Sachverhalt.

Transformation als Zeitprozess

Transformationen, ob nun intendiert oder ungeplant, brauchen in der Regel Zeit. Soziologisch und umweltwissenschaftlich werden immer wieder Phasen im Transformationsprozess herausgearbeitet: eine Vorentwicklungsphase, eine Take-off-Phase mit ersten Veränderungen, eine Durchbruchphase mit strukturellem Wandel sowie eine Stabilisierungsphase, in der ein neues dynamisches Gleichgewicht entsteht. Wir könnten dabei an die Transformation des Autoverkehrs in Richtung Elektromobilität denken, aber auch an die Dynamik in der Aufdeckung kirchlicher Missbrauchsfälle. Besonders wichtig können die Gelegenheitsfenster *(Windows of Opportunity)* für das Initiieren oder Verstärken von gewünschten Veränderungsprozessen werden; Interventionen haben ihre Zeit. Den »Kairós« – eine seltene, günstige Gelegenheit – gilt es zu nutzen, auch wenn dies vielleicht nicht Teil einer langfristigen Planung war.

Beim folgenden Zitat von Kristof (2019, S. 25) können wir auch an die so notwendige, aber gründlich schieflaufende Initiative der Grünen zur Transformation der Heizungssysteme denken:

> »Der Veränderungsprozess sollte zügig und ohne größere Pausen umgesetzt werden. Dabei muss genügend Zeit für Information, Kommunikation und Be-

> teiligung der Betroffenen eingeplant sein. [...] Veränderungsprozesse scheitern, wenn für sie nicht genügend Zeit vorhanden ist. Die Change Agents brauchen Zeit, um den Veränderungsprozess gestalten und umsetzen zu können sowie um die Beteiligten bei den im Veränderungsprozess auftretenden Problemen begleiten und den nötigen Anpassungen unterstützen zu können. Auch die Betroffenen und die weiteren Beteiligten investieren Zeit in den Veränderungsprozess. Sie brauchen ausreichend Zeit, um sich auf die Änderung einstellen und sich anpassen zu können (z. B. Änderung Verhaltensroutinen, neue Qualifikationen)«.

Neben diesen evolutionären, reformbezogenen Transformationen kann Transformation auch revolutionär, umwälzend, als *coup de foudre*, blitzartig kommen und erschüttern. Die biblische Geschichte der Konversion des Saulus zu Paulus steht dafür Pate; ich zitiere die schönen Worte Martin Luthers:

> »Als er aber auf dem Wege war und in die Nähe von Damaskus kam, umleuchtete ihn plötzlich ein Licht vom Himmel; und er fiel auf die Erde und hörte eine Stimme, die sprach zu ihm: Saul, Saul, was verfolgst du mich? Er aber sprach: Herr, wer bist du? Der sprach: Ich bin Jesus, den du verfolgst. Steh auf und geh in die Stadt; da wird man dir sagen, was du tun sollst. [...] Saulus blieb aber einige Tage bei den Jüngern in Damaskus. Und alsbald predigte er in den Synagogen von Jesus, dass dieser Gottes Sohn sei. Alle aber, die es hörten, entsetzten sich und sprachen: Ist das nicht der, der in Jerusalem alle vernichten wollte, die diesen Namen anrufen, und ist er nicht deshalb hierher gekommen, dass er sie gefesselt zu den Hohenpriestern führe?« (2017, Apg 9, S. 3–29).

Formen der Transformation

Als Terminus technicus taucht der Begriff der Transformation in verschiedenen Einzelwissenschaften auf. Darauf sei hier nur verwiesen (ausführlicher hierzu Küchenhoff & Warsitz, 2024). In der Linguistik hat Noam Chomsky (1969) Transformation als Wesensmerkmal der von ihm sogenannten »generativen Transformationsgrammatik« verstanden. Sprachstrukturen, insbesondere der grammatische Regelapparat, sind als genetisch verankerte Disposition mitgegeben. Wer sprechen lernt, transformiert dieses Regelwerk in konkrete sprachliche Äußerungen, nutzt sie also für seinen Spracherwerb aus. Chomsky beachtet nur die Verbalsprache selbst, andere Weisen der Verständigung, die Zwischenleiblichkeit (Küchenhoff, 2018, 2022) der Körpersprache, werden nicht einbezogen.

Julia Kristeva (1972) nutzt den Begriff ebenfalls, wenn sie von der »transformationellen Methode« spricht, sie erweitert aber den transformativen Bereich. Sie bezieht andere Interaktionssysteme wie das Spiel, das Theater oder literarische Erzählungen ein und spricht von »Intertextualität«: Texte nehmen andere Texte auf, transformieren den einen in einen nächsten Text, arbeiten Texte weiter aus, überführen sie ineinander. Das gilt auch für den transformativen Übergang von der präverbalen in die verbale Sprache und damit für literarische Prozesse ebenso wie für therapeutische Umwandlungen. Intertextualität meint, dass ein gegebener Text eingebettet wird in einen Chor aufeinander bezogener Stimmen, nicht allein bei geschriebenen Texten, sondern auch in größeren sozialen und kulturellen Zusammenhängen. Dadurch wird ein gegebener Text immer in Hinsicht auf seine Geschichte und auf die Gesellschaft verstanden.

Wie geschriebene und verbale Texte aufgenommen und vom Leser oder der Leserin verstanden werden, das kann aus psychoanalytischer Sicht ebenfalls als Transformation beschrieben werden. André Green (1992) hat genau dies geleistet und die Art und Weise beschrieben, wie der Psychoanalytiker einen literarischen Text liest. Er transformiert ihn von der Seh- in eine Hörwelt wie im psychoanalytischen Hören hinter der Couch. Das bedeutet, dass die exakte Lektüre sich verdoppelt durch eine flottierende. Sie folgt dem Faden des Textes, weist aber den Ariadnefaden zurück, der dem/der Leser*in vom/von der Autor*in vorgeschlagen wird. Der/die Analytiker*in zählt allein auf seine/ihre eigenen Assoziationen. Seine/Ihre Interpretation gibt er/sie sich, indem er/sie den Effekten des Textes auf sein eigenes Unbewusstes nachspürt. Damit ist er/sie, wie Green betont, auch der/die Analysierte des Textes. Der/die Autor*in gibt zu sehen, zugleich verbirgt er auch. Psychoanalytische Interpretation konstruiert Sinn, um diese Lücke zu füllen. Immer ist er aber der eigene. Nicht allein ich, der ich einen Text lese, transformiere den Text, sondern der Text transformiert auch mich.

Transformationen im psychoanalytischen Prozess

In der psychoanalytischen Therapie bezieht sich Transformation auf folgende Prozesse:

- Das Bewusstmachen, wenn ein nicht verfügbarer und unbewusster in einen bewusst verfügbaren Erlebnis- und Erfahrungszusammenhang überführt wird. Dann wechselt der Funktionsmodus des Denkens vom Primär- in den Sekundärprozess, sodass Vorstellungen angeeignet werden können. Deutungsarbeit ist immer Transformationsarbeit.
- Die Umwandlung des körperlich, atmosphärisch, ästhetisch Erlebten in Sprache, in verbale Kommunikation und in eine Geschichte. Narrative Kompetenz ist dadurch ausgezeichnet, dass sich eine Erlebniswelt in eine Erfahrungswelt umschreiben lässt.
- Die Verarbeitung der Affekte, die von rohen, unbearbeiteten, oft auch überwältigenden Empfindungen in subjektiv bedeutsame Emotionen und Gefühle überführt werden.
- Die Veränderung der Struktur, etwa in der Sprache der Operationalisierten Psychodynamischen Diagnostik (OPD), die Transformation von einem gering integrierten zu einem mäßig oder gut integrierten Integrationsniveau. Umgekehrt betrachtet, kann eine Traumatisierung die Persönlichkeit desintegrieren lassen und ihren Zusammenhalt gefährden, also in die Gegenrichtung, zur Fragilität hin transformieren.

Der Prozess psychoanalytischer Transformationen

Im Folgenden wird aus psychoanalytischer Sicht sowohl der individuelle als auch der intersubjektive Prozess der Transformation untersucht. Am Anfang steht die Frage, welche transformativen Fähigkeiten der »Psychische Apparat« haben muss, um Rohdaten der Empfindung umzuwandeln in Erfahrung. Zunächst wird also die Psychodynamik der/des Einzelnen, später werden auch die intersubjektiven Voraussetzungen erfasst: Welche Aufgabe übernimmt der Andere auf welche Weise in der Transformation? Klinisch-praktisch interessieren dabei vor allem Einschränkungen, Blockaden oder die Unmöglichkeit von Transformation.

Psychodynamik der Transformation

In Sigmund Freuds Werk taucht der Begriff der Transformation nicht auf. Und dennoch werden Transformationen überall beschrieben. Als Beispiel diene die »Traumdeutung« und Freuds Konzeption des Träumens: Der unbewusste Traumgedanke wird nach einer Kaskade von Transformationen durch den Denkapparat als Traumbild bewusst und zum erinnerten und erzählbaren Traum umgestaltet (Küchenhoff & Warsitz, 2022). Diesen Weg fasst Freud (1900, S. 344–354) unter den Begriff der Traum*arbeit* bzw. der »Rücksicht auf Darstellbarkeit«, einen Terminus, der heute in der analytischen Diskussion als Figurabilität wieder erneut aktuell ist. Die Traum*deutung* in der psychoanalytischen Kur folgt dem Prozess der Traumentstehung in umgekehrter Reihenfolge. Vermittelt über die freien Assoziationen des/der Analysand*in und die gleichschwebende Aufmerksamkeit des/der Analytiker*in werden Vorstellungen (Sach- und Wortvorstellungen), die als optische, akustische, olfaktorische, palpatorische, aber auch soziale Wahrnehmungen, über die Erinnerungsspuren (Vorstellungsrepräsentanzen) in einem Übertragungsprozess übermittelt werden, dazu genutzt, den Traum zu transformieren in den unbewussten Traumgedanken und in eine Rekonstruktion des Begehrens.

Klinisches Beispiel

Ich berichte von einem Traum, den mir jüngst eine Patientin berichtet hat. Diese sagt:

> »Ich plane eine Flugreise, alles geht gut, der Hund wird von jemand betreut, so ist es ausgemacht. Kurze Zeit vor der Reise fällt die betreuende Person aus, es ist völlig unklar, was passiert ist, möglicherweise ist sie verstorben. Ich zögere, schiebe alle weiteren Schritte auf. Schließlich wird mir klar, ich kann nicht fahren, weil niemand für die betreuende Person einspringt. Ich bin aber erleichtert.«

In der gemeinsamen analytischen Arbeit mit dem Traum lacht sie erst einmal; ja, das kenne sie doch so gut von sich, sie werde auch im normalen Leben mit allem kaum je fertig. Tatsächlich leidet sie sehr an einer klinisch relevanten Prokrastination. Sie plant im Moment eine Reise zu ihren Freunden aus Studienzeiten. Sie kann ganz schlecht packen. Sie fügt hinzu, dass ihre Mutter oft die Stirn runzle, weil das immer wieder das Gleiche sei – »das ist aber wenig hilfreich«. An dieser Stelle beginnt sie zu weinen, und in ihrem Ausdrucksverhalten spiegelt sich, so empfinde ich, das Entsetzen eines verlassenen Kindes. Sie wischt die Tränen rasch wieder ab. Sie erwähnt nicht, dass wir die Therapie nicht nur eine Woche (so lange dauert ihr Urlaub) unterbrechen müssen, sondern zwei, weil auch ich selbst eine Woche vor ihr in den Ferien bin. Anders als andere Ferienzeiten, die ich zu Beginn des Jahres schriftlich mitteile, habe ich über diese Ferienwoche erst vor zwei Monaten, also relativ kurzfristig, informiert.

An der Traumschilderung fällt mir besonders die etwas gespreizte und emotional distanzierte Formulierung »betreuende Person« auf. Ich weiß, dass der Patientin ihr Hund sehr wichtig ist, sie nimmt ihn manchmal auch mit in die Stunden, sie kümmert sich rührend um ihn. Ich gebe nun zu bedenken, ob der Hund nicht ein Selbstanteil sein könne und die nicht verlässliche »betreuende Person« ich als ihr Analytiker, der selbst auch in die Ferien ginge und diese erst recht spät angekündigt habe. Sie ist nicht recht einverstanden, sie sei doch selbst schuld, sie hätte ihre Ferien ja nicht zu nehmen brauchen, auch wenn sie gern wegginge. Nun spreche ich davon, dass es zwei Seiten in ihr gebe, die eine wolle wegfliegen und sich weiterentwickeln, die andere aber werde ganz unsicher, ob sie in die Analyse zurückkehren könne, ob ich dann noch da sei oder vielleicht gestorben, *während* ihrer Abwesenheit oder sogar *wegen* ihres Fortseins.

Der Vater der Patientin ist verstorben, als sie zwei Jahre alt war, die Mutter hat nie mehr geheiratet und sich sehr mit den Kindern verbunden. Es war für die Patientin nie leicht, die Mutter zu verlassen. Wir denken schließlich darüber nach, warum sie am Ende des Traums erleichtert ist, dass sie nicht reist. Es öffnet uns die Augen und verhilft uns zu einem neuen Verständnis des Aufschiebens. Erleichtert kann sie sein im Traum, wenn sie nicht reist, in der Prokrastination, weil die Gefahr von Veränderungen gebannt ist, aber auch, weil sie sich, wenn sie nichts riskiert, von mir, von anderen zentralen Objekten nicht mehr abhängig fühlen muss. Soweit der Traum. Er führt uns zurück zur Psychodynamik der Transformation.

W.R. Bion kann als einer der wichtigsten Theoretiker der Transformation in der Psychoanalyse angesehen. Sein Buch, 1965 mit 67 Jahren publiziert, heißt schlicht *Transformations*. Bion (1965) geht davon aus, dass sich in der Analyse, aber nicht nur dort jede Erkenntnis und jeder Denkprozess bereits Transformationen verdanken. Die ursprüngliche Erfahrung, Kants Ding-an-sich, bei Bion gekennzeichnet durch den Buchstaben O, wie *origin*, ist unverfügbar, prägnanter gesagt: Es gibt sie als Erfahrung im Grunde nicht. Sie wird von allem Anfang an umgestaltet, sodass es berechtigt ist, am Anfang aller Erkenntnis nicht den Ursprung, sondern die Ur-Spur anzunehmen, wie Derrida (1983) sagt. Im Prozess ihrer Realisierung trifft die Erfahrung auf Erwartungen, Wünsche, vorauslaufende Träume, Fantasien, sogenannte Präkonzeptionen, und durch dieses Zusammentreffen wird eine Konzeption, eine Erkenntnis, möglich. Der Begriff ist durchaus doppeldeutig: *Conception* meint ja auch Empfängnis. Es findet in der Erkenntnis eine Vereinigung statt, u. a. zwischen Präkonzeption und Ereignis.

Man könnte in Bezug auf den Traum der Patientin vermuten, dass die unbewusste Präkonzeption das Grundgefühl ist, beim Sich-Entfernen vom Objekt dieses zu verlieren oder aber zu töten. Diese Präkonzeption trifft auf das Ereignis der Therapieunterbrechung, die teils aktiv erstrebt worden ist in der Urlaubsplanung der Patientin, teils passiv hingenommen werden muss, wenn ich von mir aus fort bin, und gestaltet so das denkbare und erinnerbare Traumbild des unversorgten Hundes, des so dringend schutzbedürftigen eigenen Selbst. Was gerade das nicht gedachte unbewusste Grundgefühl genannt worden ist, nennt Bion eine »Invariante«. Sie kann zu einer »starren Transformation« *(rigid transformation)* führen. Die unbewusste Erwartung, dass das Objekt ohne jedes Abschiednehmen verloren geht oder nicht verlassen werden kann, ist, so nehme ich an, die Erfahrungsgrundlage, die im Wiederholungszwang immer wieder Bestätigung sucht, in durchaus variablen Kontexten immer neu inhaltlich gestaltet und dadurch situativ und lebenszeitlich immer anders ausgedrückt, aber in ihrer Struktur und Form doch sich gleichbleibend ist. Hätte die Patientin keine Möglichkeit, die beschriebene Erfahrungsgrundlage unbewusst zu bewahren, weil der psychische Apparat, die Fähigkeit zu denken, Erfahrungen zu transformieren, nicht genügend ausgebildet ist, dann würde sie auf eine »projektive Transformation« zurückgreifen, in der der oder die Andere das Containing übernehmen muss.

Meine Aufgabe als Analytiker besteht darin, die Transformationen, die meine Patientin vollzieht, zu rekonstruieren, die starre Transformation freizulegen, vielleicht sogar zu verflüssigen und damit zu verändern.

Bion (1965) betont, dass es in der Analyse immer zwei parallel laufende Transformationen gibt, die des/der Analytiker*in und die des/der Patient*in. Sie können nur zusammentreffen, wenn sie sich auf die gleiche Primärerfahrung, das O in der analytischen Begegnung, beziehen. Die Transformationen müssen sich, um verstanden werden zu können, auf die gleiche Erfahrungsbasis beziehen können, nur dann kann – für Bion ein wichtiger Begriff – die Wahrheit im analytischen Erkenntnisprozess garantiert werden. Damit begründet Bion den Vorrang, ja sogar die ausschließliche Relevanz der analytischen Arbeit in der Übertragung, innerhalb der therapeutischen Beziehung.

Intersubjektive Transformation

Dass die Transformation erstarrt, wurzelt darin, dass die ursprüngliche intersubjektive Transformation misslungen ist. Bion will individuelle und intersubjektive Transformationen nach der Maßgabe einer beiden übergeordneten Theorie verstehen, dazu dient das allen wohl vertraute Modell Container-Contained, das das Verhältnis von Gehalt und Umfassung, von Inhalt und Gefäß beschreibt. Die individuelle Transformation ist vom Denkapparat (der α-Funktion) als Container abhängig, wir würden heute wahrscheinlich auf den Spuren der OPD (Arbeitskreis OPD, 2023) sagen: Von der strukturellen Fähigkeit einer differenzierten Selbst- und Objektwahrnehmung, Selbststeuerung, Bindungsfähigkeit oder Kommunikation. Das Contained ist der Gedanke, der inhaltlich durch die emotionalen Faktoren von Liebe und Hass geprägt ist und durch das Wissen als Neugier, als Wissenwollen, als Fähigkeit und Bereitschaft zum Wissenserwerb. Das Verhältnis Container-Contained beschreibt aber zugleich das intersubjektive Verhältnis, von Mutter und Kind, von Analytiker*in und Analysand*in, als transformierende Beziehungen. Der Alpha-Funktion voraus geht die Erfahrung mit einer liebenden Person, sagen wir: der Mutter oder der/dem Analytiker*in, die/der ihre/seine Reverie bereitstellt, um die Affekte des Kindes oder der/des Analysand*in aufzunehmen und einen emotionalen Container und Transformator zur Verfügung zu stellen. Sie nutzt die *Negative Capability*, um auch die nicht gebundenen Gedanken des *Contained Objects* aufzufassen, zu verarbeiten und zu formulieren.

Ich vermute in Bezug auf meine Patientin, dass es der Mutter nie möglich gewesen ist, den Verlust ihres Mannes zu betrauern (die Patientin berichtet von einem Gespräch mit der Mutter, in dem die Mutter das erste Jahr der Patientin so beschreibt, dass sie emotional unerreichbar gewesen ist), sodass sie sich in den letzten 33 Jahren nicht auf eine neue Partnerschaft einlassen konnte und die Tochter als Selbst-Objekt benötigte, als transformierendes Objekt, sodass sie selbst als Container für das Kind versagen musste, denn die Tochter hätte in ihrer frühen Lebensgeschichte die unerfüllte Liebe zum idealisierten Vater, aber auch den frühen Hass auf ihn, der sie im frühen Tod ver- und im Stich lässt, verdauen müssen.

Christopher Bollas, der auf den Spuren von D.W. Winnicott Transformationen im frühen Mutter-Kind-Verhältnis beschreibt, nennt die durch die primäre Bezugsperson ausgefüllte Alpha-Funktion treffend das transformationale Objekt. Bollas (1987, S. 98; eigene Übersetzung) beschreibt die mütterliche Funktion nun etwas anders als Bion:

> »In erster Linie ist es die Mutter, die die Funktion des transformationalen Objektes übernimmt; sie verändert kontinuierlich die Umgebung des Kindes, um sie auf seine Bedürfnisse einzurichten. Dass das Kleinkind durch sein symbiotisches Wissen die Mutter mit der Transformation des Seins verbindet, ist kein Wahn, sondern eine Tatsache; die Mutter transformiert in der Tat die Welt des Kleinkindes.«

Für Bollas geht die Periode des transformationalen Objektes der Phase der Übergangsphänomene voraus. Das transformationale Objekt ist dem Subjekt symbiotisch verbunden, es gibt noch keine Trennung zwischen Subjekt und Objekt, das Objekt wird mit der Funktion oder dem Prozess identifiziert, also mit der Aufgabe der Transformation selbst. Anders als bei Bion wird bei Bollas nicht die Fähigkeit eines äußeren Objekts sekundär verinnerlicht, sondern der Prozess selbst, die transformative Qualität der Umgebungsmutter, wie D.W. Winnicott sagen würde. Zugleich spricht Bollas von einem inneren Objekt. Wenn er so die transformative Kapazität als ein inneres Objekt konzeptualisiert, dann kann er gut lebensgeschichtlich spätere Haltungen deuten.

Im Erwachsenenleben wird es immer wieder eine, durchaus auch kollektive, Suche nach einem solchen Objekt geben, das ganz aufgeht in der ersehnten Metamorphose des Selbst. Der Erwachsene kreiert immer neu ein transformationales Objekt, sei es in der religiösen Versenkung, sei es im Eintauchen in politische Bewegungen, die jenseits der Vernunft und des Arguments Halt versprechen. Auch im ästhetischen Moment spürt das Individuum einen tiefen subjektiven Rapport mit einem Objekt und erlebt eine unheimliche Verschmelzung mit ihm, die psycho-somatische Erfahrung der Verschmelzung als Erinnerung an das Verwandlungsobjekt. Die Erwartung, verwandelt zu werden, versetzt Subjekte in eine ehrfurchtsvolle Haltung dem Objekt gegenüber. Pathologisch wird die Suche dann, wenn sie sich fixiert, so wenn der Spieler im Glücksspiel unentwegt das Verwandlungsobjekt sucht, das eine ganze innere und äußere Welt umgestalten soll.

Transformationen in der Politik

Ich bin der Überzeugung, dass Psychoanalyse die Möglichkeit, aber auch die Verantwortung hat, zu gesellschaftlichen Prozessen Stellung zu beziehen. Daher werde ich den bisher psychologisch ausgearbeiteten Begriff der Transformation für die Analyse politischer Ereignisse zu nutzen versuchen und wende mich der Klimakatastrophe zu.

Verleugnung als Widerstand gegen Transformation oder als starre Transformation

Der Klimawandel muss als globale Katastrophe gesehen werden; er darf, er kann nicht mehr verleugnet oder schöngeredet werden, so scheint es. Leider erst seitdem er richtig weh tut, beginnt ein selbstkritischer Prozess, der einen Versuch der gesellschaftlichen Transformation initiieren könnte. »Man brennt etwas ein, damit es im Gedächtnis bleibt: nur was nicht aufhört, wehzutun, bleibt im Gedächtnis – das ist ein Hauptsatz aus der allerältesten (leider auch allerlängsten) Psychologie auf Erden« (Nietzsche, 1960, S. 802).

Unbeschadet der Tatsache, dass sie wehtut, unter die Haut geht, auf der Haut brennt, wird die Klimakatastrophe auf eine unheimliche Art und Weise im öffentlichen Diskurs auf die Seite gedrängt und gerade nicht so durchdacht, dass sich gesellschaftliche oder politische Strukturen verändern. Transformationen werden angestoßen durch die Erfahrung des Leidens. Meine Patientin wäre ohne die schwere Depression, ohne die das eigene Leben lähmende Prokrastination nicht zu mir gekommen. Dass die Klimakatastrophe wehtut, ist Voraussetzung für die Transformation. Konnte man vor wenigen Jahren noch sagen, dass der Klimawandel von vielen führenden Politikern in Abrede gestellt wird, so haben sich mittlerweile und in sehr kurzer Zeit die Verleugnungsstrategien gewandelt.

Auch wenn mit Fug und Recht Zweifel daran auftreten können, dass die Klimakatastrophe noch abgewendet werden kann, so wird dieser Zweifel in eine Kapitulation umgemünzt und damit in eine Ausrede verwandelt, nämlich dass Veränderung doch sowieso nicht mehr möglich ist, dass jedes Handeln zu spät komme. Damit wird die Notwendigkeit eines Umdenkens und einer neu geordneten Lebenspraxis verleugnet und keine Transformation ausgelöst. Es ist bemerkenswert, dass der seit Juli 2023 amtierende neue Chef des Weltklimarats, Jim Skea, genau diese Resignation bekämpft. »Wenn man ständig nur die Botschaft aussendet, dass wir alle dem Untergang geweiht sind, dann lähmt das die Menschen und hält sie davon ab, die nötigen Maßnahmen zu ergreifen, um mit dem Klimawandel fertig zu werden.«[5] Er lege in den jüngsten Berichten des Weltklimarats immer Wert darauf, den »Silberstreif am Horizont« zu sehen. Wenn er sagt: »Die Zukunft des Menschen liegt in unserer Hand. Nutzen wir das«, so beharrt er darauf, dass Transformation nötig ist.

Ein transformierendes Nachdenken über die Folgen des Klimawandels wird meines Erachtens im Augenblick besonders dadurch abgewehrt, dass der Klimawandel als isoliertes Thema behandelt wird, damit wird er relativiert, er verdient keine besondere Aufmerksamkeit neben dem Krieg in der Ukraine, neben den verheerenden neuen Nachrichten aus Israel und vom Gazastreifen. Die Klimadiskussion rückt dadurch auf die hinteren Ränge der Dringlichkeit. Denken wir zurück: Im Jahr 2022 erschien es vordringlich, den Kampf mit Russland um die Energieversorgung der Bevölkerung zu gewinnen – mit verheerenden Folgen. Im Juli 2022 hat das Europäische Parlament die Kernenergie und das Erdgas in den Rang nachhaltiger Energieformen erhoben. Sie werden als Übergangstätigkeiten akzeptiert, die zum Schutze des Klimas beitragen! Im Jahr 2023 überschattete der Ukrainekrieg alle anderen Nachrichten. Dabei ist er natürlich klimarelevant wie kaum ein anderes Ereignis.

Eine am 1. Juni 2023 veröffentlichte Studie zeigt seine enormen klimapolitischen Folgen. Die verbrannte Erde setzt Treibhausgase frei, der Ausbau von Gefechtsständen aus Beton, der Wiederaufbau von zerstörter Infrastruktur hat enorme ökologische Folgekosten.

> »Der Kraftstoffverbrauch ist stetig gestiegen mit jedem Monat des Krieges, während die großen Mengen verbrauchter Munition eine deutliche Steigerung der Produktion in Russland, der Ukraine und anderswo nötig gemacht haben, um die schwindenden Vorräte wieder aufzufüllen. In Erwartung einer potentiellen Gegenoffensive der Ukraine hat Russland kilometerlange Befestigungen entlang und hinter der Front errichtet und dabei Beton als Konstruktionsmaterial verwendet, was zu mehr Kohlenstoffemissionen führt« (De Klerk et al., 2023, S. 7).

5 Klimarat-Chef hadert mit Untergangsszenarien. (2023, 29. Juli). *Tagesschau.* https://www.tagesschau.de/ausland/skea-weltklima-100.html

»Die Zahl der Brände, die größer als ein Hektar sind, hat sich im Vergleich zur Vorkriegszeit in 12 Monaten um den Faktor 36 gesteigert« (ebd., 2023, S. 8). »Millionen von Flüchtlingen waren gezwungen, vor dem Krieg zu fliehen, sie nehmen ihren ökologischen Fußabdruck mit nach Europa und in andere Teile der Welt« (ebd., 2023, S. 9).

Transformationsbehindernd kann sich paradoxerweise der Technologieoptimismus auswirken, obgleich er doch offensichtlich Veränderungen anstrebt. Oft ist Technologie so ausgerichtet, dass nur sehr kleine Ziele gewählt werden, die man gut erreichen kann, die indes die Folgen der Klimaveränderung in keiner Weise auffangen. Technologie kann – und das ist vor allem wichtig – zum Fetisch werden, der eingesetzt wird, um klimabezogene Ängste abzuwehren. Der wichtige Umweltforscher und -aktivist Michael Mann kritisiert sehr stark den Glauben an eine Technologie, wie sie Bill Gates vertritt, nämlich dass gegen die Klimakatastrophe eine technische Lösung gefunden werden kann, also Formen der technischen Manipulation der Atmosphäre oder Entwicklung einer Nuklearenergie, die noch nicht existiert.

Schließlich gehört der sogenannte Exzeptionalismus zu den Abwehrformationen, die entweder Transformationen gar nicht initiieren oder sie starr nach dem gut eingespielten eigenen Egozentrismus fortführen (Weintrobe, 2022). Er lässt sich in vielen Varianten beschreiben, eine davon klingt so: »Der Klimawandel mag eine Tatsache sein, aber er wird mich nicht wirklich treffen, wir sind in Mitteleuropa vor ihm noch in Sicherheit.« Eine andere lässt sich so formulieren: »Ich muss mein Leben nicht umstellen, ob ich nun noch einmal das Flugzeug nutze, spielt doch für den globalen Zusammenhang keine Rolle.« Eine dritte Spielart könnte so lauten: »Immer habe ich mich eingeschränkt, nun kann ich beanspruchen, dass ich die natürlichen Ressourcen für mich nutze, ich sorge für mich selbst, das ist doch gut so, nun sind andere dran, sich einzuschränken.«

Von Exzeptionalismus spricht man, wenn die Ausnahmen die Kontrolle über Politik und Wirtschaft erlangt haben und für eine Kultur der Achtlosigkeit sorgen, also für eine Kultur, die sich aktiv für das Gefühl, eine Ausnahme zu sein, einsetzt und gleichzeitig den fürsorglichen Anteil angreift, der die Ausnahme in Schach halten würde. Die von dieser Kultur ausgehenden Botschaften werden genau auf die Interessen der Ausnahmen zugeschnitten, die in der Wirtschaft das Sagen haben. In unserem Zeitalter hielt es die neoliberale Wirtschaft für angebracht, dafür zu sorgen, dass wir als Konsumenten darauf bedacht sind, uns »einen schönen Tag« *(have a nice day)* zu machen und uns nicht den Kopf zu zerbrechen über den Schaden, den diese Wirtschaft den Menschen, dem Planeten und dem Tierreich zufügt« (Weintrobe, 2022, S. 1116).

Wie wir es aus der individuellen Psychotherapie kennen, dient auch in Bezug auf die Klimakatastrophe die Projektion dazu, sich selbst zu entlasten, indem die Schuld an den Umweltschäden und die Pflicht zu verantwortlichem Handeln auf andere verlagert werden. Sie fußt auf vorgängigen Spaltungen oder, anders gesagt, einem dichotomen Denken. An die Stelle des Bewusstseins, dass Risiken und Gefahren gemeinsam zu tragen und zu verantworten sind, tritt eine polare Ordnung, in der auf der einen Seite die umsichtigen Bürger oder Staaten stehen, die doch alles tun und klimaverantwortlich handeln, auf der anderen Seite aber die Umweltsünder, die zur Rechenschaft gezogen werden müssen.

Darin scheint mir nach wie vor das große Unglück gegenwärtiger grüner Politik zu liegen. Wenn ein grüner Umweltminister Kohlekraftwerke befürwortet und Flüssiggasterminals aufbauen lässt, muss er selbst bzw. seine Partei anerkennen, dass er sich schuldig macht, dass er nicht »rein« und »unschuldig« auf der Seite der guten Umweltschützer*innen stehen kann. Das schmerzt, weil damit das gute Gefühl, auf der richtigen Seite zu stehen, relativiert werden muss. Die Häme politischer Gegner ließ nicht lange auf sich warten; sie war allerdings völlig unangemessen; sie speist sich aus eben dem dichotomen Denken, das in den beschriebenen Schritten gerade verlassen worden ist. Der Umweltschutz wird den Grünen zugeschrieben, auf sie projiziert und dann beide abgekanzelt: Selbst die Grünen – so die Denkart – kriegen den Umweltschutz nicht hin, also ist er eine Fiktion und zu vernachlässigen – so als seien nicht alle gleichermaßen herausgefordert, die Katastrophe ernst zu nehmen. In diesem Zusammenhang muss auch die vernichtende und diffamierende Kritik an den Protestformen der »Letzten Generation« erwähnt werden. Egal ob man deren Vorgehen taktisch klug findet: Die Kritik an ihnen ist maßlos, weil sie so tut, als zerstörten die Menschen, die sich auf die Straße kleben, die Umwelt und nicht vielmehr die Bürger*innen, die sich aufregen und sich auf der Straße in der Verfügung über die vielen Pferdestärken ihres überdimensionierten SUV behindert fühlen.

Fehlgehende Suche nach einem transformationalen Objekt

Die Klimakatastrophe gibt dem weit rechts agierenden politischen Lager Auftrieb; dieser Zusammenhang ist empirisch untersucht und bestätigt worden, zumindest für die anglophonen Länder. Im rechten Populismus wird die Angst vor den Folgen der Klimakatastrophe gebannt dadurch, dass ein Weltbild konstruiert wird, in dem sich – wie es typisch für den Populismus ist – national-konservative bis nationalistische Eigeninteressen mit Antielitismus und Antipluralismus paaren, ein Weltbild, das klare Ordnungsstrukturen wieder zu errichten erlaubt. Die Klimabedrohung kann in diesem neuen Ordnungsrahmen, in dieser Ersatzordnung zunächst schlicht als Lüge und Panikmache verunglimpft werden, als *fake news*. Dann fällt jeder Anlass zur Transformation dahin, es gibt keinen Ausgangspunkt, kein O, der eine Bewegung initiiert.

Aber es geht weiter. Populismus antwortet auf gesellschaftliche Gefahren, indem er ein regressives Schema anbietet: Für die/den Einzelne*n ebenso wie für gesellschaftliche Gruppe kann es entlastend, befriedigend, verführerisch sein, wenn sich die Selbst- und Fremdsicht vereinfacht, das Leben dadurch übersichtlich wird, der/die politische Führer*in als starke/r Beschützer*in und Sachwalter*in erscheint und der in einer populistischen Bewegung mit mir vereinte Nächste mit mir einig und ganz und gar auf meiner Seite ist. Wenn es mir dann gelingt, das kritische Bewusstsein und noch dazu meine Empathie und die Achtung vor dem anderen abzustellen, dann muss mir nicht mehr auffallen, wie sehr ich Verbindungen zu anderen angreife, wie sehr ich ausgrenze, wie ungerecht ich werden kann. Der populistische Führer wird zum transformationalen Objekt im Sinne von Bollas (1987), zu einer jedem kritischen Denken vorgelagerten, beruhigenden Instanz wider besseren Wissens.

Transformationen in H

Auf die Qualitäten von Liebe, Hass und Wissen wurde bereits hingewiesen, von denen nach W.R. Bion Transformationsprozesse inhaltlich geprägt werden. Es gibt Transformationen, in denen auch tatsächlich neue Wege des Umgangs mit der Klimakatastrophe gegangen werden, aber die sich der Destruktion und dem Hass verdanken. Zunächst die Faszination durch das Außergewöhnliche. Die Klimakatastrophe macht es, ähnlich wie das Szenario eines atomaren Kriegs, notwendig, an globale Zerstörung und somit an das Ende der Menschheit, an das Ende eines Lebens, zumindest wie wir es führen und wie es uns vertraut ist, zu denken. Diese Vorstellungen sind schrecklich, aber das Entsetzen kann sich auch mit einer

Faszination paaren, mit einem apokalyptischen Rausch, der sich an den Zusammenbruchsszenarien schauerlich weidet. Sie kann sich mit einem hedonistischen Gefühl paaren, das Lustgewinn in der Gegenwart ohne Rücksicht auf Zukunftsfolgen sucht, in der perversen Logik des »Nach uns die Sintflut«: »Wenn die Welt morgen ohnehin untergeht, kann ich heute rücksichtslos leben.«

Noch tiefergehender kann vermutet werden, dass die offensichtliche Zerstörung, die schließlich die Zukunft nachfolgender Generationen betreffen wird, nicht nur schreckt, sondern auch unbewussten Hass befriedigt; in Analogie zum Ödipuskomplex ist – erstmals von Devereux (1953) – der Laios-Komplex beschrieben worden: In der Ödipus-Sage, wie Sophokles sie übermittelt hat, setzt der Vater von Ödipus, Laios, seinen Sohn zum Sterben aus, weil er Angst vor der Weissagung hatte, dass das Kind ihn töten werde. Der Laios-Komplex beschreibt den Hass der Väter- oder Mütter-Generationen auf die Nachkommen. Aber der Hass richtet sich auch gegen das eigene Leben. Groß erscheint das selbstdestruktive Potenzial, das mit dem Klimawandel verknüpft ist. Im Klimawandel wird der selbstverschuldete Untergang der Gattung Mensch denkbar, vergleichbar nur den Folgen eines globalen Atomkriegs. Da beide menschengemacht sind, können beide psychoanalytisch als Selbstzerstörung oder Selbsttötung betrachtet werden. Umweltzerstörung ist Selbstzerstörung, die sich gegen die eigenen Lebensverhältnisse richtet, vor allem aber auch den Vertrag der Generationen aufkündigt und spätere Generationen der Vernichtung anheimgibt.

Selbstzerstörung als verzweifelte Suche nach Transformation?

Können wir aber andererseits auch – diese gewiss provokante Frage will ich am Ende stellen – in der Zerstörung selbst ein verzweifeltes Nein erkennen, das eine wahrscheinlich zu spät einsetzende Transformation beschwört? Wir wissen aus der Psychotherapie suizidaler Patient*innen, dass in dem Gedanken, sich das Leben zu nehmen, also sich selbst zu vernichten, der Wunsch enthalten ist, all das, dass das Leben unerträglich gemacht hat, hinter sich zu lassen, etwa sich von dem eigenen Körper zu befreien oder verhasste Aspekte von Selbst- oder Objektbildern endgültig zu überwinden, eben um den Preis des Todes. Gegen was richtet sich nun Selbstzerstörung in einem kollektiven Zusammenhang? Soll tatsächlich die Menschheit ausgelöscht werden, aus einem Hass heraus, der gespeist ist von einem kollektiven Todestrieb? Oder geht es um die Lebensform, wie sie sich in dem Rahmen eines immer heftiger und sich immer weiter zuspitzenden, gnadenlos rücksichtslosen und ungerechten Wirtschaftssystems entwickelt hat, in dem der Individualismus jede Form von Solidarität gefährdet?

Macht der Klimawandel, wie Orange (2017) betont, nicht besonders die globalen Ungerechtigkeiten sichtbar, die unsere Welt beherrschen? Denn wir müssen berücksichtigen, dass der Klimawandel und die Klimakrise mit einer zum Himmel schreienden Klimaungerechtigkeit einhergehen. Denken wir allein an die merkwürdige und schlimme Unterscheidung zwischen den sogenannten echten Asylbewerber*innen, die in ihrem Heimatland Verfolgungen ausgesetzt waren, und den »bloß« ihren wirtschaftlichen Verhältnissen entfliehenden Migrant*innen: Weil der Klimawandel ihren Ländern die Lebensgrundlage raubt, machen sie sich auf den Weg, um anderen Ortes zu überleben. Für diesen Exodus aber werden sie mit schlimmsten Traumatisierungen bestraft – ein Verbrechen, das die Unhaltbarkeit der Lebensverhältnisse täglich vor Augen führt –, etwa wenn die von europäischen Regierungen finanzierte Organisation Frontex Flüchtende an den Grenzen zurückweist, nein: zurückgedrängt, mit Gewalt vertreibt. Tatsächlich braucht es einen radikalen Humanismus, eine radikale Ethik, um die menschheitliche Notfallsituation zu meistern. »Radikale Hoffnung meint, den Mut zu finden, einen anderen Sinn zu kreieren, der losgelöst ist von der Akkumulation von Waren, Geld, akademischen Graden oder Macht«, so schreibt Orange (2017, S. 30), eine wichtige psychoanalytische Klimaforscherin.

Literatur

Arbeitskreis OPD (2023). *OPD-3. Operationalisierte Psychodynamische Diagnostik. Das Manual für Diagnostik und Therapieplanung.* Hogrefe.

Bion, W. R. (1965). *Transformations.* Routledge.

Bollas, C. (1987). *The shadow of the* object. Free associations books.

Chomsky, N. (1969). *Aspekte der Syntaxtheorie.* Suhrkamp.

De Klerk, L., Shlapak, M., Shmurak, A., Mykhalenko, O., Gassan-Zade, O., Korthuis, A. & Zasiadko, Y. (2023). *Climate damage caused by Russia's war in Ukraine 24 February 2022–23 February 2023.* https://en.ecoaction.org.ua/wp-content/uploads/2023/06/clim-damage-by-russia-war-12months.pdf

Derrida, J. (1983). *Grammatologie.* Suhrkamp.

Devereux, G. (1953). Why Oedipus Killed Laius – A Note on the Complementary Oedipus Complex in Greek Drama. *International Journal of Psychoanalysis, 34,* 132–141.

Freud, S. (1900). *Die Traumdeutung*. GW II.
Green, A. (1992). La déliaison. In Ders. (Hrsg.), *La Déliaison. Psychanalyse, anthropologie et littérature* (S. 11–41). Les Belles Lettres.
Klimarat-Chef hadert mit Untergangsszenarien. (2023, 29. Juli). *Tagesschau*. https://www.tagesschau.de/ausland/skea-weltklima-100.html
Kristeva, J. (1972). Bachtin, das Wort, der Dialog und der Roman. In J. Ihwe (Hrsg.), *Literaturwissenschaft und Linguistik: Ergebnisse und Perspektiven* (Bd. III., S. 345–375). Athenäum.
Kristof, K. (2019). Erfolgsbedingungen für gesellschaftliche Veränderungsprozesse. *HiBiFo – Haushalt in Bildung und Forschung, 2,* 17–28. https://doi.org/10.3224/hibifo.v8i2.02
Küchenhoff, J. (2018). Zwischenleiblichkeit und Körpersprache. Zur Semiotik körperbezogener psychischer Leiden. *Figurationen gender literatur kultur, 19*(2), 83–103.
Küchenhoff, J. (2022) Leibhaftige Musik. Vom Körperbild zu Zwischenleiblichkeit und Resonanz. *Musiktherapeutische Umschau, 43*, 381–390.
Küchenhoff, J. & Warsitz, R.P. (2022). Grenzen der Repräsentanz – Grenzen der Behandlung? *Psyche Zeitschrift für Psychoanalyse, 76*(9/10), 758–789.
Küchenhoff, J. & Warsitz, R.P. (2024). *Transformationen des Denkens – über individuelle und kollektive Fähigkeiten, aus Erfahrungen zu lernen*. Eingereicht zur Publikation.
Luther, M. (2017). *Die Bekehrung des Saulus, Apostelgeschichte 9*. Luther-Bibel. Deutsche Bibelgesellschaft Stuttgart. https://www.bibleserver.com/LUT.NGÜ/Apostelgeschichte9
Nietzsche, F. (1960). Zur Genealogie der Moral. In K. Schlechta (Hrsg.), Friedrich Nietzsche. Werke in drei Bänden (Bd. 2, S. 761–901). Hanser.
Orange, D. (2017). *Climate Crisis. Psychoanalysis, and Radical Ethics*. Routledge.
Weintrobe, S. (2022). Liebe und ihr Überleben in unerträglichen Zeiten. *Psyche Zeitschrift für Psychoanalyse, 76*(12), 1108–1130.

Vita

Joachim Küchenhoff, Prof. Dr., Facharzt für Psychiatrie und für Psychosomatische Medizin und Psychotherapie sowie Psychoanalytiker in freier Praxis in der Schweiz nach leitenden Positionen in Kliniken, zuletzt bis 2018 Direktor der Erwachsenenpsychiatrie Basel-Land. Emeritierter Professor der Universität Basel, Gastprofessor und Aufsichtsratsvorsitzender der Internationalen Psychoanalytischen Universität Berlin.

Kontakt

Joachim.Kuechenhoff@unibas.ch

Transidentitäten – Identitätsentwicklungen in der Adoleszenz?

Chancen und Risiken

Adelheid M. Staufenberg

Transsexualität ist durch die dauerhafte innere Gewissheit, sich dem anderen Geschlecht zugehörig zu fühlen, gekennzeichnet. Dazu gehören die Ablehnung der körperlichen Merkmale des angeborenen Geschlechts und der mit dem biologischen Geschlecht verbundenen Rollenerwartungen sowie der Wunsch, durch hormonelle und chirurgische Maßnahmen soweit als möglich die körperliche Erscheinungsform des Identitätsgeschlechts anzunehmen und sozial und juristisch anerkannt im gewünschten Geschlecht zu leben. Nach den heute, in 2024, noch gültigen diagnostischen Klassifikationssystemen wird die Transsexualität als eine besondere Form der Geschlechtsidentitätsstörungen angesehen.

Die Auseinandersetzung über gesellschaftlich gültige, verbindliche Wertvorstellungen und Umgangsformen, über die Fragen, was z. B. als diskriminierend, rassistisch, als verletzend geltend darf oder muss und wer das entscheiden darf, spielen eine große Rolle in den Debatten der letzten Jahrzehnte. Forderungen nach *politcal correctness* und *wokeness* beschreiben den Anspruch auf als angemessen geltende Formulierungen. Dies gilt auch für den Bereich der geschlechtlichen Identität, die in diesem Kontext primär nicht mehr als biologisch vorgegebene verstanden wird. Die prominente Rolle, die der Sprache und dadurch den eingeforderten Benennungen – seien es die Vornamen oder die sogenannten Neo-Pronomen wie hem – dabei zukommt, verweist auf den theoretischen Bezugsrahmen der Queer Community. Die US-amerikanische Rezeption der französischen Dekonstruktivisten durch Butler (1991) spielt eine entscheidende Rolle für die Queer Theory und Butler gilt als die Theoretikerin der Queer Community. Die Vorstellung, auch das biologische, das körperliche Geschlecht sei gesellschaftlich konstruiert, verbindet sich mit ihrer Theorie.

Vergegenwärtigt man sich die jahrelangen, teilweise gerichtlichen Auseinandersetzungen, die von Intersexuellen bzw. von deren Eltern und Transsexuellen oft geführt werden mussten, um sich gegen Diskriminierung zu wehren und für ihre Gleichberechtigung zu kämpfen, fällt es nicht schwer, in diesen diskriminierenden Erfahrungen eine zentrale Ursache für die oft hitzig und unversöhnlich geführten Diskussionen zu erkennen. Mit dem Erstarken der »LGBTQIA+«-Bewegung und dem gewachsenen Selbstbewusstsein der Queer Community wird nicht nur die Diskriminierung zurückgewiesen, sondern auch die Anerkennung der eigenen Andersartigkeit und ihrer Sichtbarmachung laut und politisch erfolgreich eingefordert. Zur »Queeren« oder »LGBTQIA+«-Community werden zahlreiche Gruppen gezählt. Zunächst treffen wir mit den am Englischen orientierten Abkürzungen auf »lesbisch, gay/schwul und bisexuell«, dann folgen »transsexuell/transgender, queer, intersexuell, asexuell«, das »+« bedeutet die Offenheit für mögliche weitere Gruppen.

Ich möchte auf eine entscheidende Differenz dieser Einteilungen hinweisen: lesbisch, schwul und bisexuell beziehen sich auf die Ebene des sexuellen Begehrens, auf die sexuelle Ausrichtung bei der Objektwahl, wie das auch für Heterosexuelle zutrifft. Homosexuelle und bisexuelle Frauen und Männer definieren sich oder werden über die sexuelle Orientierung definiert, ebenso wie die Heterosexuellen. Bei den nachfolgend genannten Gruppen, anders noch einmal im Fall der Asexuellen, steht nicht die sexuelle Orientierung, das Begehren im Vordergrund, sondern die sexuelle Identität. Die Frage nach dem begehrten Objekt bleibt jedoch offen und kann die unterschiedlichsten Antworten erfahren. Dabei erodiert die ordnende Funktion der Bezeichnungen erheblich, dies ganz im Sinn der Queer Theory. Ist es eine hetero- oder eine homosexuelle Objektwahl, wenn z. B. ein Transmann (eine biologische Frau), eine Frau begehrt? Spielt es dabei eine Rolle, ob und wie weit eine medizinische Transition durchlaufen wurde? In der Selbstdefinition dürfte die Antwort eindeutig sein. Der Transmann wäre heterosexuell, wenn er eine Frau liebt, und homosexuell, wenn er einen Mann liebt. Vorausgesetzt, er lässt diese Begriffe gelten. Noch einmal verwirrender stellt sich die Situation dar, wenn Transmann und Transfrau ein Paar bilden. Der Anspruch, das Geschlecht sei »fluide«, die Person sei non-binär, erheischt hier eine gewisse Sinnfälligkeit bzw. bezeichnet treffend die durch pharmakologische und medizinische Maßnahmen möglichen Veränderungen des biologisch-geschlechtlichen Körpers, der Charakteristika beider Geschlechter aufweisen kann, ohne dass notwendigerweise eine Genitaloperation erfolgt sein müsste.

Die Fragen der Geschlechtsidentität stellen sich noch einmal anders und zugespitzt, wenn wir nicht über Transfrauen und Transmänner sprechen, sondern über Transmädchen und Transjungen und deren adoleszente Identitätsentwicklung. Welche möglichen, ungewollt negativen Folgen das im Juni 2024 verabschiedete »Selbstbestimmungsgesetz in Bezug auf den Geschlechtseintrag (SBGG)« für die adoleszente Identitätsentwicklung beinhalten kann, gilt es hier ebenfalls mit in den Blick zu nehmen. Mit dem SBGG wurde das Selbstbestimmungsrecht für Volljährige über das eigene Geschlecht unabhängig von einer Transition verankert. Die Änderung des Vornamens bedarf weder einer gerichtlichen Entscheidung, noch eines Gutachtens. Das SBGG ersetzt das Transsexuellengesetz. Für die Mehrheit der Transsexuellen ging es um die Veränderung des Vornamens und Personenstandsrechtes und die Anerkennung des erwünschten Geschlechtes ohne operative Zwangsmaßnahmen, wie das alte Transsexuellengesetz es vorsah. Wichtige Schritte auf dem Weg zum SBGG waren die Urteile des Bundesverfassungsgerichts, die Vornamen- und Personenstandsänderung unabhängig von medizinischen Maßnahmen der Geschlechtsangleichung ermöglichten. Minderjährige ab 14 Jahren bedürfen der Zustimmung ihrer Eltern oder ggf. des Familiengerichtes, das im Sinne des Kindeswohls entscheiden muss. Das SBGG trifft keine Regelungen zu geschlechtsangleichenden medizinischen Maßnahmen und auch keine zur Verschreibung von Pubertätsblockern, die obliegen weiterhin der fachärztlichen Entscheidung. Indem das SBGG auch für die Altersgruppe der 14- bis 18-Jährigen, also für die Jugendlichen in den turbulenten Jahren der Adoleszenz, Anwendung findet, wurde eine rechtliche Situation geschaffen, deren problematische Seiten sich erst allmählich entfalten dürften.

Der politische Erfolg, den die »LGBTQIA+«-Bewegung mit diesem Gesetz hierzulande verbuchen kann, ist m. E. nicht ohne die Geschichte der Intersexuellen und Transsexuellen zu verstehen. Für die Intersexuellen galt und gilt es, invasive medizinische Eingriffe abzuwehren, mit denen sie einem Geschlecht zugewiesen werden sollten und dagegen ihr Recht auf Diversität und körperliche Unversehrtheit zu erstreiten. Für ihre spezifische biologische Situation ist auch die Formulierung »das bei Geburt zugewiesene Geschlecht« zutreffend, um intersexuelle Menschen zu schützen und zu verhindern, dass sie ein Geschlecht »zugewiesen« bekommen, das ihrer speziellen biologischen Konstitution, eben intersexuell zu sein, nicht entspricht. In der Verallgemeinerung indes, angewendet auch auf die überwiegende Anzahl der Neugeborenen, deren spätestens bei Geburt feststellbarer Phänotyp dem Genotyp entspricht und als biologisch männlich oder weiblich sicher zuzuordnen ist, wird die Formulierung in ihrem politischen Charakter deutlich und verweist auf die so erfolgreich durchgesetzte Position, das Geschlecht sei vom Subjekt selber zu bestimmen. Diese begrifflichen Bedeutungsveränderungen sind durchaus relevant, formen sich doch mit und an ihnen Vorstellungen und Denken. Wir haben hier ein erfolgreiches Beispiel strategischer Sprachpolitik: Der Dekonstruktion heteronormativer Konzepte folgt die Konstruktion »queerer« Konzepte (Staufenberg, 2024).

Diese gesellschaftlichen Veränderungen bilden sich auch an der neuen Fassung des DSM-5 und dem Entwurf der ICD-11 ab. Beide Klassifikationssysteme sprechen nicht mehr von »Störungen der Geschlechtsidentität«, sondern von »Geschlechtsinkongruenz« und »Geschlechtsdysphorie«.[1] Die Arbeitsgemeinschaft der wissenschaftlichen medizinischen Fachgesellschaften (AWMF, 2023) schreibt in ihrer *S2k-Leitlinie Geschlechtsinkongruenz und Geschlechtsdysphorie im Kindes- und Jugendalter zur Diagnostik und Behandlung:*

> »die diagnostischen Begriffe der ›Geschlechtsinkongruenz (GI)‹ (ICD-11) und der ›Geschlechtsdysphorie (GD)‹ (DSM-5) sowie die damit verbundenen Konzeptionen, wonach eine GI per se keine psychische Erkrankung ist, sondern nur die damit verbundene GD als subjektives Leiden an einer GI krankheitswertig ist, [sind] im spezialisierten Versorgungsfeld bereits fest als Standard etabliert«.

Entscheidend ist also die Differenz von »Geschlechtsinkongruenz« als fehlender Übereinstimmung zwischen dem biologischen Geschlecht und der Geschlechtsidentität. Diese Inkongruenz gilt nicht als Störung von Krankheitswert und würde entsprechend keinen Zugang zu Leistungen des Gesundheitswesens eröffnen. Die Geschlechtsdysphorie hingegen, die Geschlechtsinkongruenz, die zu einem Leiden führt, gilt als behandlungsbedürftig, so Turner et al. (2020).

Zum Begriff der Identität

In seiner Übersichtsarbeit zur psychoanalytischen Adoleszenzforschung stellt Bohleber (1999) erneut die Bedeutung des von Erikson in die Psy-

1 https://www.bfarm.de/DE/Kodiersysteme/Klassifikationen/ICD/ICD-11/uebersetzung/_node.html

choanalyse eingeführten Identitätsbegriffes als einen Pfeiler der psychoanalytischen Adoleszenztheorie dar.

> »Den Vorzug des Begriffs der Identität sehe ich darin, daß dadurch ein Subjekt in den Blick kommt, das sich mit der Erfahrung von Kontingenz, Differenz und Andersheit auseinanderzusetzen hat und angesichts dieser Erfahrungen Kohärenz und Kontinuität des Selbst herzustellen bemüht ist. Identität gründet insofern in krisenhaften Erfahrungen des Menschen, die ihn zwingen, sich seiner selbst zu versichern. Der Prototyp dieser Art von Krisenerfahrung ist die Adoleszenz« (ebd., S. 517).

Für das Verständnis der adoleszenten Entwicklung und adoleszenter Krisen ist das Konzept der Identität unverzichtbar, gerade weil es ein übergreifender Begriff ist, der den Anforderungen und Gegebenheiten der gesellschaftlichen Realität, in die der Adoleszente einen Weg zu finden hat, Rechnung trägt und ermöglicht, die adoleszente Entwicklung in und mit ihrer Dialektik von innen und außen zu verstehen.

1992 hatte Bohleber, auch auf seine Arbeiten aus den 1980er Jahren zurückgreifend, unter dem Titel »Identität und Selbst. Die Bedeutung der neueren Entwicklungsforschung für die psychoanalytische Theorie des Selbst« die Bedeutung des Identitätsbegriffs begründet. Ich fasse seine vier Argumente, die m. E. die Bedeutung des Identitätsbegriffs präzise darstellen, kurz zusammen:

- Die klinische Arbeit mit Jugendlichen erlaubt »Einblicke in jene spezifischen psychopathologischen Störungen, die dann eintreten, wenn der Einzelne an der seelischen Integrationsleistung, die die Identitätsbildung darstellt, scheitert« (Bohleber, 1992, S. 337).
- Die in der Säuglings- und Kleinkindforschung gewonnen Erkenntnisse über die Entwicklung strukturierenden Austauschprozesse zwischen Baby und Erwachsenem zeigen, dass das Subjekt sich in wechselseitigem Matching entwickelt. Dieses »interaktive Paradigma ist auch für das Verständnis für die Bedeutung späterer psychischer Entwicklungen von Bedeutung«, so Bohleber (1992, S. 337).
- Bohleber verbindet den Identitätsbegriff mit dem Konzept der »synthetischen Funktionen des Ichs« und Freuds »zusammenhängende[m] Ich« als Ziele psychischer Entwicklung. Es geht also um psychische Kohärenz (ebd., S. 337).

- Bohleber betont den spezifischen Beitrag der Psychoanalyse zum Identitätsbegriff, konkret dass in diesen Prozessen von Anpassung, Auseinandersetzung und Integration zwischen dem Einzelnen und der Allgemeinheit immer auch das »im Unbewussten aufbewahrte Nicht-Identische« zum Thema gemacht wird. Das Nicht-Identische (ebd., S. 338), so würde ich ergänzen, das wir heute oft mit dem Konzept der »Rätselhaften Botschaften« von Laplanche (2004) bezeichnen.

Identität ist ein dynamisches Konzept über »Wachstum und Krisen«, die innerhalb des intra- und interpsychischen Feldes stattfinden, das über den familiären Rahmen hinaus in der Adoleszenz nun auch prominent die Gesellschaft im Allgemeinen und die Peergroups im Besonderen miteinschließt.

Erdheim (1982) hat mit seinem ethnopsychoanalytischen Ansatz – in dem er ebenfalls Erikson (1970) aufgreift – betont, dass die modernen westlichen Gesellschaften als »heiße Kulturen« mit ihrer Offenheit für Veränderungen und kulturellen Wandel die Energie und das Vorwärtsdrängende der heranwachsenden Generation für den gesellschaftlichen Wandel nutzen und große Spielräume für individuelle Entwicklungen bieten. Sie stellen damit aber auch große Anforderungen an den Einzelnen, seinen Lebensentwurf individuell finden zu müssen. Mit der äußeren Freiheit wachsen die Unsicherheit und damit die Belastung, mithin auch das gesellschaftlich mitbedingte Risiko, an dieser Aufgabe zu scheitern. In der globalisierten Welt mit ihren weltumspannenden Kommunikationsmedien mag es überholt erscheinen, noch von »kalten Gesellschaften« zu sprechen, die die Heranwachsenden mittels Ritualen und allgemein gültigen Regeln in stabile Lebensentwürfe einführen und auf diesem Weg die spezifisch pubertäre Energie kanalisieren. Jedoch versteht man den hier als Grenzbegriff skizzierten Begriff der Identität strukturell, so bleibt er hilfreich, die Entwicklung Adoleszenter unter den Bedingungen ihrer jeweiligen Gesellschaften mit ihren spezifischen sozioökonomischen und kulturellen Bedingungen zu beschreiben und deren Veränderungen und ihre Bedeutung zu reflektieren.

Die durch die hormonelle Entwicklung bedingten und potenziell entwicklungsfördernden Erschütterungen der psychosexuellen Entwicklung in der Adoleszenz und die mit ihr einhergehenden Umgestaltungen der Beziehungen zu den Primärobjekten bilden das Zentrum der adoleszenten

Identitätsentwicklung. Die Adoleszenz beeindruckt uns als die Lebensphase, in der die Umschreibungen von Erinnerungen und vor allem die Umschreibung ihrer Bedeutung, wie Freud (1914) es mit dem Konzept der Nachträglichkeit beschrieben hat, ihren Höhepunkt finden, d. h. wir betrachten die Adoleszenz nicht nur als eine von der infantilen Entwicklung determinierte Wiederholung der infantilen Konflikte, sondern auch als »zweite Chance« (Eissler, 1966), als »psychosoziales Moratorium« (Erikson, 1970), als »zweite Individuation« (Blos, 2001). Die Betonung liegt also auf der »zweiten Chance«, für die alten infantilen Konflikte durch ihre Wiederbelebung in der Adoleszenz eine neue und für das Subjekt befriedigendere Lösung zu finden.

Blos (1990) hat maßgeblich dazu beigetragen, die Bedeutung des gleichgeschlechtlichen Vater-Sohn-Paares in der präödipalen, dyadischen Konfiguration zu untersuchen. Die dyadische Vater-Sohn-Beziehung – Freud (1914) sprach von der »zärtlichen Beziehung« zum frühen Vater vor der ödipalen Rivalität – bildet die Basis für eine stabile, Sicherheit gebende männliche Identität. Mit der Pubertät riskiert sie, in den regressiven Sog sexueller Passivität und Unterwerfung zu geraten. Forcierte Betonung der Heterosexualität wird vom männlichen Adoleszenten aufgeboten, um diese Tendenz abzuwehren. Die hervorgerufenen Ängste, gegen die es sich zu schützen gilt, gelten primär der Passivität im Allgemeinen, da sie generell die gewonnene Autonomie bedroht, und sie gelten nicht per se der Homosexualität.

Die Unterschiede in der männlichen und weiblichen Adoleszenz stellen einen eigenen großen Bereich dar, auf den ich hier nicht eingehe. Aber auf einen Aspekt im Zusammenhang mit der Transgenderthematik bei Jugendlichen sei hingewiesen: Der enorme Anstieg von Transgenderidentitäten, der hierzulande in der ersten Hälfte der 2010er Jahre einsetzte, betrifft signifikant mehr biologische Mädchen als biologische Jungen.

Während traditionellerweise bei den Transsexuellen das biologisch männlich Geschlecht dominierte, ist der sprunghafte Anstieg den Mädchen geschuldet (Lenzen-Schulte, 2022). Der Begriff des ROGD *(Rapid onset gender dysphoria)* beschreibt diese Entwicklung (Littmann, 2018). Als eine mögliche Ursache wird die Überforderung mit widersprüchlichen Ansprüchen und Rollenerwartungen (Nadrowski, 2023) diskutiert, die insbesondere im Einklang mit jugendlicher Abgrenzung zur Entwicklung von Transidentität führen könne (Lopez & Wortman, 2023). Die psychoanalytischen Konzepte adoleszenter psycho-sexueller Entwicklung gehen, bei aller Differenz hinsichtlich der Betonung einzelner Aspekte, doch übereinstimmend davon aus, dass es um die Integration der infantilen sexuellen Entwicklungsphasen mit ihren entsprechenden Triebrepräsentanzen und psychischen Modi der prägenitalen oralen, analen und phallisch ödipalen Phase und deren Integration unter den Primat der psychosexuellen genitalen Organisation geht. Laufer und Laufer (1989) sprechen, ähnlich wie Freud, von der definitiven Sexualorganisation, die sich im Verlauf der adoleszenten Entwicklung herausbildet. Für die Autoren steht in prominenter Weise die Auseinandersetzung mit dem sexuell gewordenen Körper im Zentrum der krisenhaften adoleszenten Entwicklung. In ihrem Ansatz wird besonders deutlich, was m. E. auch für andere Autoren zur Adoleszenztheorie gilt: Der Körper ist biologisch vorgegeben und stellt auf seine Weise, vergleichbar der äußeren gesellschaftlichen Realität, eine Grenze für infantil begründete narzisstische Omnipotenzphantasien dar, hier über die Möglichkeiten beider biologischer Geschlechter verfügen bzw. frei wählen zu können. Wie eine Vierjährige auf die väterliche Bemerkung, sie sei doch ein Mädchen, es ausdrückte: »Aber Papa, ich hab mich doch noch gar nicht entschieden, ob ich ein Mädchen bin.«

Sexuelle Körper

Mit der Pubertät trifft der Körper diese Entscheidung (Mädchen vs. Junge) und zwingt mit der hormonellen Entwicklung das Subjekt, sein Geschlecht neu und anders zur Kenntnis zu nehmen. Nun muss das Nicht-Mehr-Kind, das nach einigermaßen gelungener Entwicklung auf seine Unabhängigkeit in der Körperbeherrschung als Latenz-Kind stolz ist, sich damit auseinandersetzen, dass der Körper jetzt von innen heraus etwas mit ihm macht. Die Erfahrung einer unbekannten Form von Abhängigkeit setzt ein, nachdem die postnatale Hilflosigkeit des frühkindlichen Körpers dem Vergessen anheimgefallen ist und die Meisterung der Motorik zu einem zentralen Aspekt bewusst und unbewusst erlebter Selbstwirksamkeit gehört. Mit der Pubertät meldet sich der Körper in einer bislang unbekannten und entsprechend als fremd erlebten »Sprache« und konfrontiert die Jugendlichen mit einer neuen Qualität passiven Ausgeliefertseins und dies alles in einer Phase großen Aufbruchs und neu gewonnener Aktivität, Kraft und Autonomie. Die Jugendlichen stehen vor der großen Aufgabe, den sexuellen Körper, der sich ihnen aufdrängt, in ihr Selbstbild zu integrieren und diesen sich verändernden Körper narzisstisch gut besetzen zu lernen. Die Identifikationen mit als weiblich vs. männlich attribuierten Eigenschaften gilt es neu zu ordnen, sowohl die eigenen bi-sexuellen Identifikationen als auch die eigenen bi-sexuellen Tendenzen in der sexuellen Orientierung zu erforschen, zu integrieren und in Objektbeziehungen gestalten und möglichst befriedigend leben zu können.

Dieses Verständnis adoleszenter Entwicklungsaufgaben – ausgehend von einer vorgegebenen Leiblichkeit von einem biologischen Geschlecht – wird von jenen Jugendlichen bestätigt, die sich mit den Turbulenzen der Pubertät innerhalb der Grenzen ihres Körpers auseinandersetzen. Das schließt durchaus passager die Frage nach der Geschlechtsidentität ein, heute wird sie als Frage »Bin ich Trans?« gestellt. Der Diskurs über Transgender, um queere Identitäten, um Genderfluiditäten, um nicht-binäre, nicht-heteronormative Identitäten bietet Jugendlichen vielfältige Möglichkeiten, unterschiedliche Antworten auf ihre Fragen nach dem »Wer bin ich, wer will ich sein, wer kann ich sein, wer darf ich sein?« durchzuspielen. Der gesellschafts- und herrschaftskritische Ansatz, der emanzipatorische Anspruch der Queer-Community und der Anspruch auf Selbstbestimmung, auf Sichtbarkeit, auf Anerkennung in der Differenz, dieser emanzipatorische Anspruch, dass Andersartigkeit nicht zu Entwertung, Ausschluss und Diskriminierung führen dürfe, trifft auf Sympathie bei Jugendlichen, die sich in ihrer Identitätsentwicklung von Neuem, von Rebellischem angesprochen fühlen.

Fallvignetten

Ich habe am Beispiel der 16-jährigen Alexa (Staufenberg, 2022) beschrieben, wie solch ein Prozess produktiv verlaufen kann. Alexa fragte sich, ob ihre psychischen Probleme, ihre soziale Unsicherheit und Depressivität daher rühren könnten, dass sie »im falschen Körper geboren worden« sei. Sie konnte gut reflektieren und ihre Wünsche beschreiben, die vagen Vorstellungen, die sich für sie mit dem Junge-Sein verbanden. Ihr verständlicher Wunsch nach einem gesunden, starken Körper fand hier seinen Platz, ebenso der Wunsch nach Anerkennung, Autonomie und Selbstsicherheit. Das Thema der Geschlechtsangleichung, über das sie sich im Internet informiert hatte, beschäftigte uns länger und dann auf eine ganz selbstverständlich anmutende Weise irgendwann nicht mehr.

Nach einigen Wochen, nachdem dieses Thema »untergegangen« war, erwähnte sie wie nebenbei, dass sie eigentlich gern ein Mädchen sei und das auch bleiben wolle und ihre »Probleme durch eine Geschlechtsangleichung wohl nicht verschwinden würden«. Alexa konnte die aktuelle Transgender-Diskussion für sich nutzen, sich ihrer weiblichen Identität als junge Frau zu nähern und zu vergewissern, nachdem sie sie zunächst, wenn nicht verworfen, so doch sehr infrage gestellt hatte. Für sie war es auch naheliegend, sich mit ihrem progressiven, linken Selbstverständnis mit der als progressiv geltenden queeren Community zu identifizieren. Sie konnte dabei auf der symbolischen Ebene bleiben und auch die von ihr als männlich identifizierten Eigenschaften wie ihre intellektuellen Interessen, generell ihre konstitutionelle Bi-Sexualität, in ihr Selbstbild integrieren. Alexa nutzte einen für ihre Generation aktuellen, medial präsenten Diskurs für ihr eigenes Anliegen und stellte sich den »Anforderungen der Realität« und den »Entwicklungsaufgaben der Adoleszenz«, indem sie sich schrittweise mit ihrem sexuellen Körper befreundete und ihn zu genießen lernte.

Die Arbeit mit Alexa verblieb also durchaus im üblichen, im vertrauten Rahmen. Da sie nicht unter Druck stand, ihren Körper verändern zu müssen, konnten wir die mit dem Trans-Thema verknüpften und abgewehrten Phantasien, Wünsche und Ängste bearbeiten. Indem sie den Transgender-Diskurs aufgriff, wurde sie für mich als Teil einer jüngeren Generation erkennbar, die an »ihren« Themen die Fragen der adoleszenten Identitätsentwicklung bearbeitet. An meinem Befremden angesichts der Selbstverständlichkeit, mit der sie ihr Geschlecht infrage stellte, erkannte ich den Generationen-Gap, der mich damit konfrontierte, dass jetzt »Andere andere Fragen und alte Fragen anders« stellen.

Bei aller notwendigen Einschränkung solcher Verallgemeinerungen wie jener des »Generationen-Gap« scheint mir doch, dass beim Trans-Thema die älteren Generationen, vielleicht ab 40+, eher kritisch ablehnend reagieren, während die jüngeren Generationen eine eher gelassenere bis affirmative Haltung zeigen. Es könnte also durchaus sein, dass die oft schnell erregt und zuweilen latent bis manifest aggressiv geführten Debatten um Transgender nicht nur damit zusammenhängen, dass das Thema unsere eigene psychosexuelle Identität berührt und von daher einen hohen Grad an Verunsicherung in uns auszulösen vermag. Es könnte auch eine Rolle spielen, dass die Älteren intuitiv mit Zurückhaltung oder Ablehnung reagieren, weil das, was die Jugend in die Gesellschaft hineinträgt, das große Veränderungspotenzial, von dem Erdheim (1982) spricht, auch mit Veränderungen konfrontiert, die bei den älteren Generationen Fremdheitsgefühle und Bedrohung auszulösen vermögen. Die Älteren werden damit konfrontiert, dass jetzt die Jüngeren die Diskurse bestimmen. Diese Konfrontation mit eigenen Grenzen – hier die ins Bewusstsein drängende eigene Endlichkeit, mithin Sterblichkeit – und die Schwierigkeit, diese zu akzeptieren, entsprächen in gewisser paradoxer Analogie der Schwierigkeit Adoleszenter, die Begrenzungen des Körpers in seiner Geschlechtlichkeit anzuerkennen und produktiv zu integrieren. Jedoch gilt auch zu bedenken, inwieweit sich in die adoleszente Transidentität Themen von Widerstand gegen die Elterngeneration und Flucht vor dem sexuell gewordenen Körper und vor den damit verbundenen eigenen und gesellschaftlichen Zuschreibungen mischen bzw. die Transidentität begründen.

Die am Beispiel Alexas beschriebene Integration des sexuellen Körpers in das Selbstbild, das Sich-Befreunden mit dem gegebenen biologischen Körper wird verworfen bzw. ist versperrt, wenn der Druck zu groß ist, den Körper in seiner Geschlechtlichkeit fliehen zu müssen. Dann sucht die Transperson einen konkreten Weg, das Geschlecht des eigenen Körpers zu verändern. Dies musste ich in der Arbeit mit Franka feststellen, die ein Henry werden und als solcher akzeptiert werden wollte (Staufenberg, 2022). Henry kam, während und weil er auf die endokrinologische Sprechstunde wartete, um »seine« Hormone zu bekommen. Henry reagierte ausgesprochen empfindlich, wütend, wenn er »mis-gendert« und als Mädchen angesprochen wurde. Das passierte immer wieder mal, trotz aller Mühe, das zarte Mädchen zu verbergen. Momente der Reflexion über ihre innere Situation brachen schnell zusammen. Ihre, seine Sorge, ich könnte die Transition als Lösung infrage stellen, war zu groß. Henry/Franka brach die Therapie ab, als die Termine beim Kinder- und Jugendlichen-Psychiater und Endokrinologen angeboten wurden, die wohl auch die gewünschte Hormonbehandlung ermöglichten. Ich frage mich, wie weit Franka den Weg der Transition gehen wird bzw. inzwischen gegangen ist. Und ob er zu den Bereuern gehören könnte. Der von mir praktizierte Wechsel zwischen den Vornamen und Pronomen spiegelt meine Wahrnehmung wider, in der meistens das Mädchen dominierte, das verzweifelt darum kämpfte, ein Junge zu sein. Mit diesem Wechsel der Pronomen möchte ich auch die schwierige Situation in der Übertragungsbeziehung verdeutlichen. Ich sehe und erlebe ein Mädchen und ich muss sagen, »Du bist ein Junge«, wenn ich nicht den Kontakt zu dieser Person verlieren will. Eine der damit einhergehenden psychoanalytischen Fragen wäre, ob meine Konfusion die des Anderen, also jene des Patienten ist und die Verpflichtung auf die gewünschte Anrede der Stabilisierung seiner Abwehr dient. Dann hätten wir es mit einem Fall konkretistischer Maßnahmen zu tun, die der Vermeidung des Konflikterlebens dienen. Zugleich wäre aber darin die Möglichkeit geborgen, sich der Konfusion des Patienten anzunähern und diese bearbeiten zu können. Der Konkretismus, der mit dem Transitionswunsch notwendigerweise verbunden ist – da aus Sicht der Trans-Jugendlichen nur konkrete Maßnahmen das Problem zu lösen versprechen –, verstärkt den Handlungsdruck und erschwert oder verhindert den Raum für Exploration und Reflexion, die für eine mentalisierende Arbeit, für die Symbolisierung innerer Konflikte erforderlich wären.

Probleme & Fragen

Lüdemann (2023) beschreibt und analysiert in ihrem Text »Peut-on changer de sexe?« die De-Naturalisierung von Geschlecht und Körper. Mit Verweis auf die immer weiter voranschreitenden Möglichkeiten von Gentechnologie, Reproduktionsmedizin und plastischer Chirurgie wird zunehmend in die »Biologische Montage des Körpers« eingegriffen. Anders als Türcke (2021) spricht Lüdemann nicht von einem »Machbarkeitswahn«, sondern nimmt diese neuen technischen Möglichkeiten als Realität in den Blick, die Einzug in unsere Welt gehalten hat und mit der wir einen Umgang finden müssen. Aber auch sie insistiert auf der Notwendigkeit, kritisch zu hinterfragen, inwieweit die medizinisch-technischen Möglichkeiten jenes Resultat hervorbringen können, das von ihrem Einsatz erhofft wird. Sie verweist m. E. hier auf eine der zentralen Fragen, denen im Zusammenhang mit Transpersonen nachgegangen werden kann, die sich nach erfolgter Transition in Psychoanalyse oder Psychotherapie begeben und sich nach erfolgter Transition nun inneren Konflikten neu und anders zuwenden können. Lüdemanns Insistieren auf kritische Fragen beinhaltet auch einen Verweis auf die Kosten und Risiken, die der Mensch eingeht, wenn er invasive Eingriffe in den Körper vornehmen lässt, Risiken leiblicher und psychischer Art. Unter Kosten versteht man an der Stelle aber auch wortwörtlich finanzielle Kosten. Damit wird auch auf einen irritierenden Mangel an kritischer Reflexion gegenüber der ökonomisierten Medizin verwiesen, obwohl die Queer-Community sich als Kritiker und Gegenpol zu den herrschenden Verhältnissen versteht.

Die pharmakologischen und medizintechnischen Behandlungen, die für die Transition, die Angleichung an das andere Geschlecht, erforderlich sind, werden mit großer Selbstverständlichkeit in Anspruch genommen, ohne dass die mit ihr verknüpften Profitinteressen kritisch hinterfragt werden. Es spricht einiges dafür, dass die mit ihrer Inanspruchnahme produzierten Abhängigkeiten der Betroffenen von Chirurgie und lebenslanger pharmazeutischer Versorgung ignoriert werden müssen, da dies neue Konflikte bedeuten würde. Oder sollen wir diese Widersprüche als Ausdruck typisch adoleszenter Blindheit sehen, wenn es darum geht, eigene Wünsche zu realisieren?

Die mit der Transition verbundenen Risiken jeglicher Art stehen im Zentrum der Sorge in der Arbeit mit Kindern sowie Jugendlichen und verweisen mit hoher Dringlichkeit auf die Bedeutung der Diagnose. Bell (2023) formuliert unter dem Titel »Primum non nocere« seine grundlegenden Bedenken gegen schnelle Entscheidungen in Fragen der Transition und gegen die transaffirmative Haltung vieler Therapeuten. Bell gibt auch einen kritischen Einblick in die unzulängliche Diagnostik des Gender-Identity Development Service (GIDS), einer Abteilung an der Tavistock-Klinik. Unter dem Druck massenhaften Andrangs aus dem ganzen Land und aufgrund fehlender Fachkompetenz von Mitarbeitern, aber mit verbreiteten transaffirmativen Haltungen wurden Kinder und Jugendliche schnell in die somatische Behandlung überwiesen. Der Fall von K. Bell, die als 16-Jährige schnellen Zugang zur Hormonbehandlung und Mastektomie erhielt und später wegen mangelnder Sorgfaltspflicht gegen die GIDS klagte, machte auch hierzulande Schlagzeilen. Eine kleine Anmerkung: K. Bell ist nicht mit David Bell verwandt.

Zahlreiche Klagen anderer »De-Transitioner« oder »Bereuer«, wie Becker (2012) sie nannte, folgten. Der GIDS wurde geschlossen. Ähnliche Entwicklungen finden auch in als besonders transfreundlich geltenden Ländern wie Holland, Norwegen u. a. statt, auch mehrere US-amerikanische Staaten gehen zu einer zurückhaltenderen Trans-Politik in ihrem Gesundheitswesen über. David Bell hat mit Avgi Saketopoulou (Blass et al., 2021) kontrovers über die psychoanalytische Arbeit mit Transkindern und Transjugendlichen diskutiert. Die Frage, wie *Doing no harm* zu erreichen sei, steht im Zentrum dieser Kontroverse. Bell plädiert für mehr Zeit, weil die Zahlen zeigten, dass nach der Pubertät die Mehrzahl der Transitionswünsche fallen gelassen würde. Zu diesem Ergebnis kommen auch Alexander Korte und Bosinski (2016). Saketopoulou (2020) verweist auf jene

Fälle, in denen das Abwarten ein *Doing harm* darstellen würde, das über massive Depressionen bis hin zum Suizid führen könne. Dem würden viele Psychiater, Psychoanalytiker und Psychotherapeut zustimmen und ebenfalls auf das Leiden der Kinder und Jugendlichen und das ihrer Familien verweisen und auf die ärztliche Verpflichtung, Leiden zu mindern, wenn es möglich ist.

So stellt sich immer wieder die Frage, wie wir zu einer validen Diagnose kommen können. Woran wir erkennen können, dass im je konkreten Fall die Geschlechtsangleichung die beste aller möglichen Lösungen sei. Woher rührt die Sicherheit eines 13-/12-/10-jährigen Menschen, man könne ihm die pubertäre Veränderung des Körpers nicht zumuten, weil sich der »falsche« Körper entwickeln werde?

Aus psychoanalytischer Perspektive stellen sich in jedem Einzelfall Fragen nach den möglicherweise vorherrschenden Abwehrprozessen gegen psychische Konflikte und Traumatisierungen, die einer eigenen Bearbeitung bedürfen, ebenso Fragen nach der Abwehr gegen den Verzicht auf die infantile Omnipotenzphantasie, beide Geschlechter besitzen zu können. Zu untersuchen wäre die Abwehr gegen die Erfahrungen der körperlichen Begrenztheiten, die der sexuell werdende Körper in sich birgt, ebenso die Abwehr gegen die damit verbundenen Ängste und Gefühle. Um diesen möglichen Abwehrformationen nachgehen zu können, müssten die Jugendlichen sich von ihrer Überzeugung distanzieren können. Sie müssten ihren Schutz, den Transitionswunsch, zurückstellen, die angestrebte Lösung infrage stellen können, um sich mit dem als »falsch« empfundenen Körper ein lebenswertes Leben überhaupt vorstellen zu können.

Die ganze jugendliche Unbedingtheit und Unsicherheit erfordern aber, dass sie auf ihrem Wunsch insistieren, alles andere würde sie mit Gefühlen und Konflikten in Berührung bringen, die durch die Transition verdeckt und beiseitegeschoben werden. So entsteht ein Teufelskreis, der sich für die Behandler wie ein Dilemma darstellt: Um in Kontakt mit den Patienten zu bleiben, muss man sich ihrer sexuellen Selbstdefinition unterwerfen und sich ggf. damit beschäftigen, sie möglichst hilfreich auf dem Weg der Transition zu begleiten, wenn sie diesen Entschluss gefasst haben. Als Therapeuten müssen wir entscheiden, ob wir diesen Weg mit ihnen gehen können. Meines Erachtens ist dabei eine der wichtigsten Fragen, wie eine abstinente Haltung und die auf ihr gründende, innere Freiheit aufrechterhalten werden können. Wie bleibe ich aufrichtig, wie weit kann ich innerlich an der Seite der Jugendlichen bleiben? Wichtige behandlungstechnische Fragen entstehen, wenn wir jemanden in die Transition begleiten. Mit welchen Problemen werden wir in der Übertragungsbeziehung konfrontiert? Fast alle von uns machen die Erfahrung einer tiefen Verunsicherung: Welche Konflikte der eigenen psychosexuellen Entwicklung werden berührt und beeinträchtigen die analytische Arbeitsfähigkeit? Kann ich die abstinente Haltung aufrechterhalten bzw. wieder herstellen, unabhängig von dem Ausgang, wie Becker (2012) formulierte. Ich zitiere ihre Zusammenfassung der möglichen Prozesse:

> »Im Wesentlichen gibt es drei mögliche Entwicklungen: der Patient versöhnt sich mit seinem biologischen Geschlecht. Der Patient richtet sich irgendwo zwischen den Geschlechtern ein – ohne somatische Behandlung oder nur mit Hormonbehandlung und/oder Epilation. Der Patient geht den transsexuellen Weg mit allen medizinischen und juristischen Möglichkeiten« (Becker, 2012, S. 32).

Fragen, die mir im Zusammenhang mit Saketopoulou (2020) entstehen: Mit welchem Recht dürfen wir Hilfe verweigern, die möglich ist? In der Realität löst sich die Frage insofern, als die gut vernetzten Transjugendlichen von den Selbsthilfeorganisationen informiert werden, welche Ärzte und Therapeuten »etwas von trans verstehen«. Verstehen ist hier ein Synonym für eine zumindest tendenziell transaffirmative Haltung. Dies führt aber dazu, dass der Ansturm auf die zu empfehlenden Adressen enorm hoch ist und wieder lange Wartezeiten entstehen. Einige von uns versuchen die Arbeit mit den Transjugendlichen zu ermöglichen, indem sie die vorgetragene Bitte um eine positive Bescheinigung für die Hormonbehandlung zusagen, aber fordern, eine bestimmte Zeit Sitzungen durchzuführen. Sie verpflichten sich, danach auf jeden Fall die Bescheinigung auszustellen, auch wenn sie nicht überzeugt wurden, dass die Transition für diese Person der bessere Weg sei. Diese erpresserisch anmutende Lösung wird vielen widerstreben. Andererseits, wenn auf diesem Weg ein *Transitionswunsch als Abwehr* erkannt wird – ist es das nicht wert? Und schließlich könnte diese Haltung auch zu der unverzichtbaren inneren Abstinenz beitragen, für den Patienten nicht eine bestimmte Lösung erreichen zu wollen. Die wichtige Frage, wie Transjugendlichen mit Transitionswunsch am besten zu begegnen sei, wie im konkreten Fall die Antwort auf das *Doing no harm* zu lauten habe, dürfte jedenfalls eine schwer zu beantwortende Frage bleiben.

Literatur

Arbeitsgemeinschaft der Wissenschaftlichen Medizinischen Fachgesellschaften e.V. (2023). *S2k-Leitlinie Geschlechtsinkongruenz und Geschlechtsdysphorie im Kindes- und Jugendalter. Diagnostik und* Behandlung. https://register.awmf.org/de/leitlinien/detail/028-014

Becker, S. (2012). Transsexualität, Geschlechtsidentitätsstörung, Geschlechtsdysphorie. *HIV & More, 2, 26–35.* https://www.hivandmore.de/archiv/2012-2/HIVm2_12_FoBi_Becker.pdfl

Bell, D. (2023). Primum non nocere. *Psyche – Zeitschrift für Psychoanalyse, 77(*3), 193–221.

Blass, R.B., Bell, D. & Saketopoulou, A. (2021). Can we think psychoanalytically about transgenderism? An expanded live Zoom debate with David Bell and Avgi Saketopoulou, moderated by Rachel Blass. *The International Journal of Psychoanalysis, 102*(5), 968–1000.

Blos P. (2001). *Adoleszenz. Eine psychoanalytische Interpretation*. Klett-Cotta.

Blos, P. (1990). *Vater und Sohn*. Klett-Cotta.

Bohleber, W. (1992). Identität und Selbst. Die Bedeutung der neueren Entwicklungsforschung für die psychoanalytische Theorie des Selbst. *Psyche – Zeitschrift für Psychoanalyse, 4*, 336–365.

Bohleber, W. (1999). Psychoanalyse, Adoleszenz und das Problem der Identität. *Psyche – Zeitschrift für Psychoanalyse, 6*, 507–529.

Butler, J. (1991). *Das Unbehagen der Geschlechter*. Suhrkamp.

Presse- und Informationsamt der Bundesregierung. (2023, 1. November). *Selbstbestimmungsgesetz tritt in Kraft. Selbst über das eigene Geschlecht bestimmen.* https://www.bundesregierung.de/breg-de/themen/tipps-fuer-verbraucher/selbstbestimmungsgesetz-2215426

Eissler, K.R. (1966). Bemerkungen zur Technik der psychoanalytischen Behandlung Pubertierender nebst einigen Überlegungen zum Problem der Perversion. *Psyche – Zeitschrift für Psychoanalyse, 10*, 837–872.

Erdheim, M. (1982). *Die gesellschaftliche Produktion von Unbewusstheit. Eine Einführung in den ethnopsychoanalytischen Prozeß*. Suhrkamp.

Erikson, E.H. (1970). *Jugend und Krise*. Klett Cotta.

Freud, S. (1914). Aus der Geschichte einer infantilen Neurose. GW XII, 29–157.

Korte, A. & Bosinski H. (2016). Behandlung von Geschlechtsidentitätsstörungen im Kindes- und Jugendalter. Ausgangsoffene psychotherapeutische Begleitung oder frühzeitige Festlegung und Weichenstellung durch Einleitung einer hormonellen Therapie? *Sexuologie, 23*(3–4), 117–132.

Laplanche, J. (2004). Die rätselhaften Botschaften des Anderen und ihre Konsequenzen für den Begriff des Unbewußten im Rahmen der Allgemeinen Verführungstheorie. *Psyche – Zeitschrift für Psychoanalyse, 58*, 989–913.

Laufer, M. & Laufer, M.E. (1989). *Adoleszenz und Entwicklungskrise*. Klett-Cotta.

Lenzen-Schulte, M. (2022). *Transition bei Genderdysphorie. Wenn die Pubertas gestoppt wird. Deutsches Ärzteblatt, 119(48).* https://www.aerzteblatt.de/archiv/228699/Transition-bei-Genderdysphorie-Wenn-die-Pubertas-gestoppt-wird

Littman, L (2018). Rapid-onset gender dysphoria in adolescents and young adults. A study of parental reports. *Plos One, 13*(8). https://doi.org/10.1371/journal.pone.0202330.

Lopez, D.L. & Wortman, A. (2023). Gender as the New Language of Teen Rebellion. *Psychodynamic Psychiatry, 51(4)*, 434–452.

Lüdemann, S. (2023). Peut-on changer de sexe? Über Transsexualismus und die medizinisch-juridische Konstruktion des Geschlechts. In S. Lüdemann & E. Seifert (Hrsg.), *Jenseits von Ödipus. Psychoanalytische Sondierungen sexualpolitischer Umbrüche* (S. 213–232). Psychosozial-Verlag.

Nadrowski, K. (2023). A New Flight from Womanhood? The Importance of Working Through Experiences Related to Exposure to Pornographic Content in Girls Affected by Gender Dysphoria. *Journal of Sex & Marital Therapy, 50*, 293–302.

Saketopoulou A. (2020). Thinking psychoanalytically, thinking better. Reflections on Transgender. *The International Journal of Psychoanalyse, 101(5)*, 1019–1030.

Staufenberg, A.M. (2022). »Genderfluiditäten« und die Identitätssuche in der Adoleszenz. Kinder- und Jugendlichen-Psychotherapie. *Zeitschrift für Psychoanalyse und Tiefenpsychologie*, 53(195), 323–337.

Staufenberg, A.M. (2024). Orientierungsversuche der Transgender-Debatte. Kinder- & Jugendlichentherapie. *Zeitschrift für Psychoanalyse & Tiefenpsychologie, 55*(203), 313–331.

Türcke, C. (2021). *Natur und Gender. Kritik eines Machbarkeitswahns*. Beck.

Turner D., Briken, T. & Nieder, T.O. (2020). Geschlechtsinkongruenz, Geschlechtsdysphorie und Trans-Gesundheit. *PSYCH up2date, 14*(04), 347–363. https://www.thieme-connect.de/products/ejournals/pdf/10.1055/a-0973-2535.pdf

Vita

Adelheid M. Staufenberg, Dr. phil., analytische Kinder- und Jugendlichenpsychotherapeutin (VAKJP; affil. DPV) in eigener Praxis in Frankfurt am Main. Supervisorin und Dozentin am Anna-Freud-Institut Frankfurt am Main e.V.

Kontakt

praxis-staufenberg@t-online.de

»Im Urwald gibt es keine Mütter!«

Überlegungen zur Urszene und zum Urszenenprozess in der Behandlung eines fünfjährigen Jungen

Katja Westlund-Morgenstern

Einleitung

In seinem Buch *Das Ich ist vor allem ein Körperliches* prägt Gaddini (1974) den Begriff des »Urszenenprozesses«. Er versteht Urszenenfantasien als Element der kindlichen Entwicklung, aus deren prozesshafter Wandlung in der Fantasie des Kindes die Vorstellung eines zweiten Objekts – des Vaters – entstehen kann. Zunächst, so Gaddini, wird das zweite Objekt als fremder und daher beängstigender Teil *innerhalb* des primären (mütterlichen) Objekts erlebt.

Wir sind gewohnt, als Urszenenfantasien diejenigen Fantasien zu bezeichnen, die sich um die sexuelle Beziehung der Eltern und die Entstehung des eigenen Lebens ranken. Auch die frühesten und primitivsten Urszenenfantasien beziehen sich also auf eine Fantasie von elterlichen (Teil-) Objekten und deren »Miteinander« oder »Ineinander«. Da die frühesten Urszenenfantasien aber aus einer Zeit stammen, in der es noch keine klare Trennung von Subjekt und Objekt gibt, ist folgerichtig anzunehmen, dass es auch keine klare Trennung der verschiedenen (Teil-)Objekte voneinander geben kann. Daher müssen wir uns auch die frühen Urszenenfantasien vorstellen als gefärbt von Fantasien über mütterliche und väterliche (Teil-)Objekte in statu nascendi. Sie sind daher mehr eine Fantasie über die »Entstehung von Zweiheit« als eine Fantasie über ein »Miteinander von Zweien«. Es geht zunächst also um diejenigen Fantasien, die der Entstehung des Elternpaares gelten, genauer der Entstehung eines zweiten, also des väterlichen Objekts. Nach Gaddini ist dies die Entwicklung eines väterlichen Objekts, das sich allmählich aus dem mütterlichen herauslöst.

Gaddini beschreibt eine »doppelte Ureinstellung« zum Primärobjekt. Die frühere, zunächst vorherrschende Einstellung nennt er »psychosensorisch«, die zweite »psychooral«. Erstere beruhe auf einer »halluzinatorischen Fusion« mit dem Objekt – also auf der Vorstellung, das Objekt »zu sein«. Die psychoorale Ureinstellung hingegen erlaubt die Wahrnehmung von Reizen als »von außen kommend« und die vorherrschende Fantasie ist die, sich das Objekt durch Introjektion anzueignen. Also nicht mehr das Objekt »zu sein«, sondern das Objekt »zu haben«. Er bezeichnet den Objektbeziehungsmodus der psychosensorischen Einstellung als »Imitation« und den Modus der psychooralen Einstellung als »Introjektion«. Während der Ausdruck »Introjektion« bekannt und sinnvoll ist als eine der oralen Phase zugeordnete Fantasie, so könnte der Begriff »Imitation« meines Erachtens insofern zu Missverständnissen führen, als der Vorgang der Imitation ein getrennt wahrgenommenes Objekt vorauszusetzen scheint, dem das Subjekt etwas »nachmacht«. Ich bevorzuge daher den Begriff der »Synchronisation« für das von Gaddini beschriebene frühe fusionäre Erleben.

Gaddini beschreibt also die Entwicklung von der primären Fantasie einer Fusion mit der Mutter hin zum Gewahr-Werden eines zweiten Objekts. Die Besonderheit seines Ansatzes liegt darin, dass er das zweite – väterliche – Objekt zunächst nicht als ein zweites Objekt *neben* der Mutter, sondern als unbekannten *Teil der Mutter* beschreibt. Dies kann zu frühen Ängsten einer »fremd gewordenen« und »übergroßen« bzw. »verdoppelten« Mutter führen, bis schließlich – im Sinne einer meiotischen Teilung – eine separate Wahrnehmung von Mutter und Vater entstehen kann (Gaddini, 1974). Die allmähliche Integration von Imitation (psychosensorisch) und Introjektion (psychooral) führe schließlich zur Bildung von Identifizierungen und darüber zu dauerhafter und stabiler Verinnerlichung des Objekts. Der von Gaddini beschriebene frühe Zustand der psychosensorischen Ur-Einstellung liegt entwicklungspsychologisch vor der von Melanie Klein beschriebenen paranoid-schizoiden Position, in der zumindest Teilobjekte bereits voneinander geschieden werden können im Sinne einer Spaltung, die vorübergehend für Erleichterung und Ordnung sorgen.

Bei Melanie Klein finden wir ähnliche Bilder, die bei ihr jedoch keine »Urvorstellung« beschreiben, sondern die Fantasie über eine Aktivität des mütterlichen Objekts: Klein beschreibt eine Mutter, die sich durch »oralen Koitus« den Penis des Vaters einverleibe. Es erscheint hier als Ergebnis der mütterlichen Gier, dass der Vater – oder das väterliche Teilobjekt – sich innerhalb der Mutter befindet. Klein schreibt:

> »Die Angst des Knaben vor der Mutter als Kastratorin und die mit dieser Angst so eng verknüpfte Vorstellung der ›Frau mit dem Penis‹ läßt sich nach

> meinen Erfahrungen auf die Angst vor der Mutter, deren Leib den Penis des Vaters enthält, reduzieren; sie gilt also letzten Endes dem väterlichen, der Mutter einverleibten Organ« (Klein, 1932, S. 166).

Und später: »In diesem Entwicklungsstadium ist es bei beiden Geschlechtern die nahrungsspendende Mutter, deren Leib alles Begehrenswerte – auch den Penis des Vaters – enthält« (Klein, 1932, S. 240).

Mir leuchtet die Beobachtung Melanie Kleins umso mehr ein, als die Fantasie des Kindes in der Bedrängnis der Konfrontation mit der elterlichen Beziehung – in einer regressiven Bewegung – auf frühere Fantasie-Bilder rekurriert, in denen *alles Lebendige* als Teil der Mutter erscheint und daher der Vater als innerhalb der Mutter erlebt wird. Was Melanie Klein also als Teil von paranoid-schizoiden Fantasien postuliert, scheint auf Fantasien zu beruhen, die auf eine Zeit vor der paranoid-schizoid strukturierten Welt der Teilobjekte verweisen.

Die der paranoid-schizoiden Position vorausgehende Situation, in der es also noch keine Ordnungsversuche durch Spaltung geben kann, bezeichnet José Bleger (1967) als »glischro-carische Position« (*glischro*: klebend – *karion*: Kern). Er postuliert einen »Verklebungskern« oder »Ambiguitätskern«, in dem sich Gefühle und Affekte nebeneinander tummeln, die sich trotz ihrer Unterschiedlichkeit noch nicht als Gegensätze ausschließen – es herrscht eine »verklebte Koexistenz« von Gegensätzen und eine »fehlende Konfliktualität« (ebd.; Amati, 1990).

Die vorherrschende Angst in dieser Situation ist laut Bleger vor allem die Angst vor Verwirrung. Diese Angst scheint der von Gaddini beschriebenen Angst zu entsprechen, die entsteht, wenn der Vater als Teil der Mutter fantasiert wird, was das Bild der Mutter auf unheimliche Weise vergrößert und verzerrt. Spaltungsmechanismen stehen noch nicht zur Verfügung und die »Elternfigur« wird als verwirrend und unheimlich »verklebt« wahrgenommen. Als vorherrschende Abwehrmechanismen benennt Bleger Ausstoßung, Fragmentierung, Bewegungsstarre und eine Vorform von Spaltung, die mir eher einem »Zerbröseln« im Sinne des *Minute Splitting* bei Bion zu entsprechen scheint und als Vorläufer der paranoiden Spaltung im Sinne Melanie Kleins verstanden werden kann. Dabei handelt es sich um einen frühen Abwehrversuch, der noch nicht für eine temporäre Ordnung sorgen kann, wie die Spaltung das tut. Es ist eher ein Versuch, der existenziell bedrohlichen Verwirrung zu entgehen, indem die verklebten – und noch nicht voneinander zu trennenden – Widersprüche im Ganzen ausgestoßen oder fragmentiert werden. Bei einer Spaltung im kleinianischen Sinne sind Fantasien über zwei Teilobjekte bereits möglich, zum Beispiel als Spaltung in eine gute und eine böse Brust. Wenn diese Vorstellungen möglich sind, so ist auch eine Vorstellung von einem väterlichen und einem mütterlichen Teilobjekt möglich.

Auch die Ausstoßung des Verklebungskerns ist noch keine Projektion im Sinne einer projektiven Identifikation als Kommunikation. Der Ambiguitätskern wird nach Bleger im Außen »deponiert« und nicht »projiziert«. Darauf werde ich später zurückkommen. Die Welt der glischro-carischen Position ist also eine Welt, in der noch keine Art von Unterscheidung möglich ist. Daher ist ein Urszenenprozess in dieser Phase vorstellbar als Prozess der Entstehung von väterlichen und mütterlichen Teilobjekten. Wenn nun in der frühen Situation, wie Gaddini sie beschreibt, der Vater als Teil der Mutter fantasiert wird, ist das meines Erachtens im Lichte des von Bleger postulierten Verklebungs- bzw. Ambiguitätskerns zu verstehen und löst die nämlichen Verwirrungen, Ängste und Abwehrbewegungen aus, bis im Sinne einer meiotischen Teilung ein väterliches Objekt entsteht.

Einführung in das Fallbeispiel: Hintergrund der Behandlung und Erstgespräch mit der Mutter

Der zu Behandlungsbeginn fünfjährige Nuri lebt mit seiner Mutter und seinen Schwestern (zehn Monate alt, elf Jahre alt) zusammen. Sein Vater kommt aus dem arabischen, die Mutter aus dem osteuropäischen Raum. In der Familiengeschichte spielen politische Unterdrückung und Gefangenschaft, Flucht, Vertreibung, Trennungen und eine schwierige Migration nach Deutschland eine wichtige Rolle. Der Vater musste – von der Familie getrennt – aus seinem Herkunftsland fliehen, während die anderen Familienmitglieder gemeinsam und auf vergleichsweise unkompliziertem Wege nach Deutschland einreisen konnten. Nuri war zweieinhalb, als die Familie in Deutschland ankam. Der Vater, Herr A., sei nach der Flucht sehr verändert gewesen, gewalttätig gegen seine Frau, in milderer Form gelegentlich auch gegen die Kinder. Als Herr A. schließlich ohne Vorwarnung verschwand, war Frau A. hochschwanger, sodass sie bald nach dem Verschwinden des Vaters ein Kind gebar. Als Nuri mir vorgestellt wurde, hatte er den Vater ein Jahr lang nicht gesehen.

Frau A. erschien mir eine extrem kontrollierte, gehemmte und verschlossene Frau. Sie saß mir kerzengerade gegenüber, die Knie fest zusammengedrückt und mit den Händen verdeckt, der Rock faltenlos darüber gespannt, der Blick gesenkt. Sie schämte sich offensichtlich sehr für das Verhalten ihres Sohnes: Nuri benehme sich nicht altersgerecht und er gerate bei scheinbar nichtigen Anlässen völlig aus der Fassung. Besonders auffallend sei, dass nichts zerschnitten werden dürfe: Er gerate außer sich, wenn beim Basteln ein Stück Papier durchgeschnitten werde oder in der Küche eine Scheibe Brot. Im Kindergarten sei er herrschsüchtig und dann wieder extrem anhänglich. Zudem lebe er in einer Fantasiewelt und nehme Fernsehfilme viel zu ernst. Er gehe völlig auf in dieser Welt der Geschichten. Besonders besorgt sei Frau A. darüber, dass Nuri häufig von Tod und Sterben spreche, was auch die Erzieherin im Kindergarten wiederholt berichtet habe. Nuri sei in allem, was er tue, absolut grenzenlos und er gefährde sich ständig selbst mit seiner Neugierde. So renne er zum Beispiel direkt auf S-Bahngleise zu, wenn ihn dort etwas interessiere. Auch spreche er häufig fremde Menschen auf der Straße an. Die Mutter schwanke beständig zwischen Sorge und Scham. Nuri, so berichtet Frau A., tyrannisiere die Familie mit seinen Ausbrüchen. Und sie gesteht mir bedrückt, dass sie und die älteste Tochter fänden, er beginne mit seiner herrischen Art immer mehr dem Vater zu gleichen. In dem Versuch, ihrer Scham Herr zu werden, neigt sie dazu, die Kinder extrem zu kontrollieren. Sie sagt: »Ich habe drei Kinder – das heißt: Ich habe sechs Augen!« Mit dieser Aussage evoziert die Mutter in mir das Bild des vieläugigen Argus, der die Geliebte des Zeus überwachen soll. Obwohl Frau A. an der Behandlung selbst interessiert war, war es schwer, mit ihr in Kontakt zu kommen. Sie ließ mich wenig über ihre Innenwelt wissen. Ich glaube, dass es Nuri mit seiner Mutter ähnlich ging und dass das etwas Unheimliches für ihn hatte.

Fallvignette a)
Die Antithese zur Urszene: Das Erstgespräch mit Nuri

Die Erstgespräche mit der Mutter und mit dem Kind hätten in dieser Hinsicht kaum unterschiedlicher sein können: Nuri erschien mir neben dieser verschlossenen Mutter geradezu grenzenlos offen. Er schien dem Gespräch gespannt entgegenzufiebern, lief plappernd neben mir her ins Behandlungszimmer und hatte mich bereits in ein Gespräch verwickelt, bevor ich überhaupt die Tür hinter uns geschlossen hatte. Im Erstgespräch berichtet Nuri mir eine ungewöhnlich vollständige Urszenenfantasie, das heißt: Eigentlich stellte er eine regelrechte »Antithese« zur Urszene auf, die alle eigentlichen Urszenen-Inhalte negierte. Nuri berichtet zunächst, dass er keinen Vater habe. Kurz darauf verbessert er sich und sagt: »Ich habe mal einen Vater gehabt, ich habe ihn aber aus dem Fenster geschmissen! Jetzt hat der drei blaue Flecken!« Ich überlege laut: »Hm, keinen Vater, aber ich glaube doch, du hast eine Baby-Schwester?« Nuri kontert scharf: »Das hat damit nix zu tun!« Er findet sofort eine Lösung und erklärt: »Alle Kinder kommen nämlich von Gott! Die Mütter gehen ins Krankenhaus, da holen sie die Babys ab und kommen am nächsten Tag mit ihnen nach Hause. Das stimmt gar nicht, dass Mütter einen dicken Bauch haben! Die Kinder kommen nämlich nicht aus dem Bauch der Mutter – das täte ja weh!« Gott könne alles, sagt er begeistert, einfach alles! Auch Kinder machen. Dann kommt er zu mir, stellt sich neben meinen Stuhl und sagt mir verschwörerisch ins Ohr: »Nur eins ist da ganz komisch: Der macht die nackt – Gott hat keine T-Shirts!«

Er hält inne, ist ganz perplex von dem, was er gerade gesagt hat. Wir sind von diesem Satz – tatsächlich beide – völlig entgeistert. Nach einem kurzen Moment des Schweigens sage ich: »Das gibt's doch nicht! So ein toller Gott? Alles auf der Welt kann der, so mächtig ist er, sogar Kinder macht er? Und dann hat er kein T-Shirt?!« Ich denke an Nuris brutalen Vater und füge an: »Vielleicht ist es ja auch kalt wegen ihm und dann ist das Baby ganz ungeschützt ohne so ein T-Shirt.« Ich merke, dass ich unwillkürlich ein wärmendes Element einführe. Vielleicht könnte dies als unbewusster Versuch meinerseits verstanden werden, Vater und Mutter wieder zu verbinden.

Als ich dieses Dilemma benenne, nimmt das Gespräch eine unerwartete Wendung. Nuri berichtet, dass es noch einen zweiten Nuri gebe. Das sei aber nicht er! Der zweite Nuri habe einen guten Papa und vermisse seinen Papa sehr. Dieser andere Nuri sei aber ein schlechter Junge. Er habe einen guten Vater, aber er habe den Vater zum Fenster rausgeschmissen! In einem späteren Gespräch ergänzt er, wie ich finde, sehr klug: Der schlechte Nuri kann nicht groß werden, er wird immer fünf Jahre alt bleiben und in den Kindergarten gehen, er könne kein Mann werden – nicht so wie er, der erste Nuri. Dies zieht sich durch die gesamte Behandlung. Nuri nennt sich oft »Peter Pan« und besteht darauf, nicht groß zu werden. Als wir im Erstgespräch noch einmal auf Gott zu sprechen kommen und dass er zwar alles kann, aber trotzdem nicht einmal ein T-Shirt hat, antwortet Nuri: »Ich bin aber nicht tot!« Er spielt dabei mit Puppen, die sich gegenseitig und auch Nuri angreifen. Sie schneiden ihn mit einem Spielzeugmesser am Hals und Nuri ruft dabei immer wieder wie besinnungslos: »Aber ich bin nicht tot!« Er sagt das mit fratzenhaft-strahlendem Lächeln, das der Szene etwas Unheimliches gibt.

Diskussion des Erstgesprächs

Nuri nutzt das Erstgespräch gleich einer »Ouvertüre der Behandlung«. Er stellt die wichtigen Themen bereits skizzenhaft in den Raum, die im Verlauf der Behandlung bearbeitet werden sollen, und er definiert zugleich die Bedingungen, unter denen diese Arbeit stattfinden darf: Die Dinge werden in der Verneinung behandelt. Die Mutter sei *nicht* schwanger gewesen, habe *keinen* dicken Bauch gehabt, mit Vätern habe das *nichts* zu tun. Und der Gott-Vater bietet *keine* wärmenden T-Shirts, die er sich vielleicht wünscht. »Ein verdrängter Vorstellungs- oder Gedankeninhalt«, so schreibt Freud (1925, S. 11), »kann also zum Bewusstsein durchdringen, unter der Bedingung, dass er sich *verneinen* läßt.« Und später:

> »Die Bejahung – als Ersatz der Vereinigung – gehört dem Eros an, die Verneinung – Nachfolge der Ausstoßung – dem Destruktionstrieb. [...] Zu dieser Auffassung der Verneinung stimmt es sehr genau, daß man in der Analyse kein ›Nein‹ aus dem Unbewussten auffindet und daß die Anerkennung des Unbewussten von Seiten des Ichs sich in einer negativen Formel ausdrückt« (Freud, 1925, S. 11).

Die auffällige Häufung von verneinten Inhalten in dieser Stunde erscheint als regelrechte »Abwehr-Kaskade«, in der Nuri verdrängte Vorstellungsinhalte beschreiben kann. Das Nein ist, wie Freud schreibt, kein Teil des unbewussten Inhalts. Solch ordnende Faktoren wie das Nein können nicht aus dem Unbewussten stammen. Das Nein erscheint als Bedingung, unter der Nuri diese schwierigen Themen in die Stunde bringen kann. Die Themen zu bejahen würde überwältigende erotische Inhalte zulassen: »Die Mutter *war* schwanger, *hatte* einen dicken Bauch, der Vater *hat* mit der Schwangerschaft zu tun und Nuri *wünscht* sich den wärmenden T-Shirt-Vater.« Insofern hat hier in besonderer Weise die Bejahung, wie Freud schreibt, mit dem Eros zu tun, und die Verneinung ist als ängstliche Attacke gegen die erotischen Inhalte zu verstehen.

Eine weitere Bedeutung der Verneinung in dieser Stunde verweist auf eine von Bleger beschriebene Abwehr innerhalb der glischro-carischen Position, nämlich der Bewegungsstarre und des Ausstoßens eines verwirrenden »Verklebungskerns«. Die Verneinung in dieser Stunde lässt keine Diskussion zu, arretiert die Bewegung in der Stunde wie ein hochgehaltenes Stoppschild – und erinnert darin an die Bewegungsstarre, mit der sich das Kind laut Bleger gegen die Verwirrung wehrt. Mit dem Nein deponiert und arretiert er die verwirrenden Inhalte in der Stunde und erwartet zunächst scheinbar keine hilfreiche Kommunikation. Als ich doch versuche darauf einzugehen und seine Aussagen aufnehme (»Was?! So ein toller Gott – und dann hat er nicht mal ein T-Shirt?!«), bricht diese Abwehr ein und die Stunde endet in der zuvor abgewehrten Verwirrung (»Ich bin aber nicht tot!«).

Ich habe an anderer Stelle (Westlund-Morgenstern, 2016) die Regression im Verlauf dieses Erstgesprächs beschrieben und die immer kleinteiligeren Spaltungsversuche, die notwendig werden, um ein gutes Vaterbild zu schützen, die aber allesamt keinen Bestand haben: Zunächst die Spaltung in einen guten Gott und einen bösen Vater, dann die Spaltung in einen guten und schlechten Nuri – und schließlich die Desintegration infolge der immer kleinteiligeren Spaltung, die in dem wie besinnungslos wiederholten Satz »Ich bin aber nicht tot« ihren dramatischen Schlusspunkt findet. Weiter habe ich die Angst beschrieben, die der Anblick der nackten und penislosen Baby-Schwester ausgelöst haben mag. Ich habe vor dem Hintergrund der Gewalterfahrungen mit dem Vater und der bald darauf erfolgten Geburt der Schwester die Urszenenfantasie formuliert als: »Babys kommen durch die Gewalt des Vaters – repräsentiert durch dessen Penis – in die Mutter hinein.« Diese Fantasie ist so angstbesetzt, dass Nuri sie abwehrt mit der Fantasie, dass »Babys überhaupt nicht in die Mutter hinein« kämen. Ich habe die These aufgestellt, dass die angstbesetzte Fantasie sein könnte: Gute Männer (wie Gott) haben keinen (Gewalt-)Penis – und so beschließe Nuri vorsichtshalber, dass er nicht groß werden könne, um dem Schicksal zu entgehen, ein böser (weil mit Penis ausgestatteter) Mann zu werden (ebd.).

An dieser Stelle möchte ich nun über die Verwirrung sprechen, in die Nuri gerät, als die Spaltungsversuche zusammenbrechen. Nuri scheint zu beschreiben, dass er über Ansätze einer paranoid-schizoid strukturierten Abwehr verfügt, dass diese jedoch sehr brüchig ist. Ein hilfloser Versuch, zwischen Mutter und Vater/Gott zu unterscheiden, führt in einen regressiven Sog, der ihn alsbald in eine frühere, verwirrende Welt zurückbringt, in der die Angst vor Desintegration vorherrscht. Auch in der Gegenübertragung löst er Entsetzen, Starre und Verwirrung aus, als er mit strahlendem Lächeln wie besinnungslos wiederholt: »Ich bin aber nicht tot!«

Die Verneinung als Akt der Ausstoßung, wie Freud sie beschreibt, erscheint mir hier nicht allein dem Destruktionstrieb zugehörig im Sinne einer paranoiden Färbung. Sie ist zwar sicherlich auch als Versuch zu verstehen, eine gewisse Ordnung zu schaffen. Ausgestoßen wird hier aber eher ein verwirrendes Objekt im Sinne des von Bleger beschriebenen Ambiguitätskerns, sodass keine klare Spaltung gelingen kann, die Erleichterung schaffen könnte. Nach Bleger wird der Ambiguitätskern nicht projiziert, wie das bei Teilobjekten in der paranoid-schizoiden Position der Fall ist. Der Ambiguitätskern wird »deponiert«. Das bedeutet, dass das Subjekt mit dem Empfänger (dem »Depositar«) noch nicht in gleicher Weise objektal (im Sinne einer projektiven Identifikation) verbunden wird, wie es in der von Klein und Bion beschriebenen paranoid-schizoiden Position der Fall ist. In diesem Sinne kann es hier noch nicht um projektive Identifikation als Kommunikation im Sinne Bions gehen, weil der Vorgang noch nicht in gleicher Weise objektal unterlegt ist. Es geht zunächst um eine primitivere Ebene und um das Ausstoßen eines bedrohlichen, klebrigen Durcheinanders. Das ist noch keine Suchbewegung nach einem Objekt, das sich mit den projizierten Teilobjekten hilfreich identifizieren und sie entgiften könnte. Denn dies würde eine rudimentäre Möglichkeit des Spaltens voraussetzen, die sich vielleicht erst entwickeln kann, wenn es eine Vorstellung von väterlichen und mütterlichen Teilobjekten gibt – wenn also der Urszenenprozess weiter vorangeschritten ist und es um die Fantasie eines »Miteinander von Zweien« geht. Davor existiert nach Bleger lediglich der Versuch, die Verwirrung als Ganzes »aus dem Orbit zu stoßen«. Eine erste Lösung der Verklebung macht es später möglich, Teilobjekte abzuspalten und einer projektiven Identifizierung als Kommunikation zur Verfügung zu stellen.

Ich werde am Ende meiner Falldarstellung auf diesen Aspekt zurückkommen und beschreiben, wie es Nuri gelingt, im sich entfaltenden Urszenenprozess zu einer hilfreichen Kommunikation seiner Ängste zu finden. Doch zunächst möchte ich die erste Urszenenfantasie schildern, wie Nuri sie bald nach Behandlungsbeginn beschrieb, und die – abermals in der Verneinung – von einer frühen psychischen Situation zu zeugen scheint, die sich im Erstgespräch skizzenhaft andeutete und mit der Anti-These zur

Urszene abgewehrt werden sollte. Ich werde sie als »initiale Urszenenfantasie« bezeichnen, als Äquivalent des »Initialtraums« in der Analyse Erwachsener.

Fallvignette b)
Die initiale Urszenenfantasie: »Am Anfang herrscht Chaos«

Zu einer der ersten Stunden schleppt Nuri eine riesige Ausgabe des Dschungelbuchs mit, das er mit mir anschauen möchte, und er erzählt von Mogli. Ich versuche von Nuri zu erfahren, warum der kleine Mogli eigentlich in den Dschungel gerannt sei. Ohne auch nur eine Sekunde zu zögern, sagt Nuri entschieden: »Weil es da keine Mütter gibt! Zwar lauter gefährliche Tiere – aber im Dschungel gibt es keine einzige Mutter!«

Mit den gefährlichen Tieren ist er intensiv beschäftigt: Auch das Krokodil, eine meiner Handpuppen, ist hoch besetzt. Nuri kommt mit viel Elan in die Stunden gerannt und sobald er das Krokodil erblickt, leuchten seine Augen vor Begeisterung. Wenn er dann entzückt ausruft: »Das Krokodiaaal!« reißt er dabei den Mund weit auf und zeigt sich direkt mit seinem Liebling identifiziert.

Diskussion

Michael Günter hat in seiner Arbeit über traumatisierte Kinder das Krokodil als »alles verschlingende Mutter-Imago« beschrieben (Günter, 2012). In beiden Fantasien, dem Dschungel und dem Krokodil, scheint Nuri »in die Mutter hinein« zu flüchten. So scheint er in dem Versuch, die frühe Situation wiederherzustellen, gleichsam in das Krokodil zu »tauchen«, das durch diese – Nuris – Suchbewegung zur »alles verschlingenden Mutter« wird. Dem Gesetz der Verneinung folgend, ist Nuris Antwort so zu verstehen: »Mogli rennt in den Dschungel hinein, weil der Dschungel die Mutter ist!« Der Dschungel mit seinen Bewohnern erscheint als unheimliche, vergrößerte, faszinierende Mutter-Imago im Sinne eines übergroßen, weiblichen Genitales. Und in diesem Dschungel finden wir auch die weiteren männlichen Objekte, vor allem natürlich Balu, den Vater.

Nuri spricht von einer überwältigenden Mutter – überwältigend und verwirrend. Das väterliche Objekt ist kein äußeres, das hilft zu strukturieren und in einer guten Weise zu zeigen »wie man mit dieser Mutter umgeht« und sie darüber auf »entlastendes Normalmaß« zu begrenzen. Das väterliche Objekt muss hier im Dschungel, also *innerhalb* der Mutter gesucht werden. An dieser Stelle möchte ich genauer auf Gaddinis Beschreibung einer frühen Situation eingehen, in der der Vater zunächst als fremdes Element innerhalb der Mutter erlebt wird, die dadurch unheimlich vergrößert bzw. verformt erscheint. Gaddini beschreibt, dass sehr kleine Kinder, die die Eltern früh beim Geschlechtsverkehr sehen, den Eindruck gewinnen könnten, die Mutter sei wie verdoppelt, habe doppelte Gliedmaßen und sei auf unheimliche Weise vergrößert (auch die Spinnenphobie einer Patientin erklärt er mit diesen frühen Bildern). Um dieser Vorstellung eine Bühne zu geben, auf der sie gut sichtbar wird, möchte ich zu einem kurzen Exkurs in die Mythologie einladen, die diese frühen Fantasien zu beschreiben scheint.

Exkurs: Die »Urszenenfantasie« in der Mythologie

Der Anfang allen Lebens in der griechischen mythologischen Welt ist bekanntlich die Urmutter Gaia, die »Mutter Erde«. Aus einem Traum Gaias entsteht Uranus, der »Urvater«. Es ist eine »unbefleckte Entstehung«, aber noch keine »Empfängnis«, denn Gaia macht ihn »alleine«.[1] Uranus ist das »Weltall«, das Mutter Gaia umgibt. Auch wenn Uranus die Mutter umfängt, so ist er doch ein Teil von ihr – und war als ihr Traum ursprünglich »in« ihr. Die Mythologie beschreibt also eine vergleichbare frühe Situation: Der Vater ist zunächst ein Teil der Mutter und die erste Wahrnehmung von ihm ist die eines Vaters, der aus der Mutter entstanden ist. Auch das »umhüllende Weltall« scheint noch deutlich weibliche Züge zu enthalten, ist doch das Umhüllen und Umfangen – auch in der Urszene – eine eher weibliche Position. Die Kinder von Gaia und Uranus sind die Titanen. Uranus ist aggressiv den Kindern gegenüber. Mit seinem Riesenpenis stößt er sie immer wieder in Mutter Erde zurück (und über den Penis fusioniert er immer wieder mit der Mutter, ist also wieder »in« ihr). Daher – also wegen der ständigen Fusion von Mutter und Vater – müssen die Titanen unterirdisch wohnen, sie müssen also im Mutterbauch verbleiben. Was sie wütend macht. Sie fressen sich dort gegenseitig, der Anführer

1 Die unbefleckte Entstehung und dann noch im Traum – man könnte fast sagen, der Urvater sei das erste hysterische Symptom!

der Titanen Kronos frisst auch seine Kinder. In dieser frühen Zeit herrscht Chaos im Inneren der Mutter. Je mehr die Kinder den Vater jedoch als außerhalb der Mutter wahrzunehmen beginnen, desto mehr wollen sie seinen Platz einnehmen. Auch hier entspricht die Mythologie auf eindrucksvolle Weise der psychoanalytischen Theoriebildung.

Die Titanen wollen also endlich oben an der Sonne leben. Schließlich hilft Mutter Gaia, indem sie Stahl besorgt, natürlich ebenfalls aus ihrem Inneren, denn Stahl kommt bekanntlich aus der Erde. Mit dem Stahl schmieden die Titanen Schwerter. Auch in dieser magischen Welt der Mythologie gibt es also einen »magischen Phallus der Mutter, der zaubern kann«, wie er auch in der Psychoanalyse beschrieben und der magisch aufgeladenen analen Phase zugeordnet wird.

Mutter Gaia hilft, den Vater festzuhalten, und die Titanen – allen voran Kronos – hacken Uranus seinen Riesenpenis ab und können fortan oben auf der Erde leben. Kronos, der Anführer, ist übrigens der Vater von Zeus. Auch er wird später von seinem Sohn kastriert. Der abgehackte Penis des Uranus jedoch fällt ins Meer. Einen Blutstropfen dieser Tat fängt Gaia auf, und daraus entstehen die starken Giganten. Ein Samentropfen aber fällt auf eine Welle im Meer, und daraus entsteht – psychoanalytisch folgerichtig – die Liebesgöttin Aphrodite (Kerenyi, 1997).

Die Mythologie scheint davon zu erzählen, dass die Entwicklung zum erwachsenen Mann und damit die Entwicklung der erwachsenen männlichen Sexualität nicht ohne Vatermord zu haben ist. Nicht ohne in der Generationenfolge den Platz des Vaters einzunehmen und ihn in diesem Sinne zu beseitigen – also nicht ohne den Akt der Kastration, aber auch nicht ohne die eigene Erfahrung der Kastration. Und weiter ist klar beschrieben, was in der Psychoanalyse von Bedeutung ist: Der Hass geht der Liebe voraus. Aphrodite entsteht durch den zuvor notwendigen Gewaltakt. Wie Kerenyi beschreibt, ist der Zorn notwendig, um das ewige Zeugen immer weiterer Kinder durch die Eltern zu stoppen. Der Vater wird durch Kastration gestoppt, damit es einen Kreislauf und Generativität geben kann. Der Zorn gegen den Vater ist also notwendig, um die Liebe innerhalb der nächsten Generation zu ermöglichen.

Offen bleibt jedoch, warum die Liebe in die Hände einer weiblichen Göttin gelegt wird. Vielleicht herrschte damals noch die – inzwischen überholte – Vorstellung, dass Weiblichkeit ohne Kastration auskäme und dass die Liebe in den Händen einer Göttin daher sicherer bzw. »unfallfreier« aufgehoben wäre?

Deutlich wird jedenfalls ein dichotomes Mutterbild: Einerseits soll sie helfen, den Urzustand (d.h. die Ur-Nähe zur Mutter) wiederherzustellen, indem sie hilft, den in sie eindringenden und störenden Vater zu beseitigen. Gleichzeitig verhilft sie den Kindern gerade durch diese Tat zur Aufhebung des Urzustands und zu Entwicklung und Unabhängigkeit: Durch den Vatermord entsteht Aphrodite, die für erotische Liebe und damit für Entwicklung und Generativität steht (Westlund-Morgenstern, 2015).

Diskussion

In der Mythologie ist also die von Gaddini beschriebene Fantasie der »alles beinhaltenden Mutter« Grundlage der Menschheitsgeschichte. Alle sind zunächst Teil dieser Mutter. Nicht nur die Kinder, sondern auch der Vater. Und das Ziel des Entwicklungsschrittes, wie in der Mythologie beschrieben, die Individuation, ist die Loslösung aus dieser chaotischen Fusion. Was die Mythologie hier beschreibt, wirkt auf den ersten Blick wie eine paranoid-schizoide Welt par excellence, in der die sexuelle Beziehung zwischen den Eltern für die Kinder vernichtende Qualität hat und die eigene Existenz direkt bedroht. Bei näherer Betrachtung aber wird dahinter auch die Welt der von Bleger beschriebenen glischro-carischen Position sichtbar, in der alle Gegensätze nebeneinander Platz finden. Es ist die Welt der Ambiguität und gleichzeitig die von Gaddini beschriebene Urvorstellung.

Einen weiteren Aspekt möchte ich noch benennen, der für eine frühe Fantasie spricht, in der der Vater ursprünglich als Teil bzw. Vergrößerung des mütterlichen Objekts erlebt wird, und das ist die Ausbildung der Sinnesorgane: Schon im Mutterleib ist das Gehör im Vergleich zum Sehen sehr viel differenzierter ausgebildet (Westlund-Morgenstern, 2018).[2] Die Entwicklung des Gehörs ist bei Babys schon nach vier Wochen sehr gut ausgereift, die volle Sehstärke hingegen wird erst nach ca. einem Jahr erreicht. Erst mit drei Jahren ent-

2 Moderne Studien deuten darauf hin, dass alle Kinder bei der Geburt mit absolutem Gehör ausgestattet sind. Dies ist keine musikalische Begabung, wie es auf den ersten Blick erscheint, sondern eine Fähigkeit, die dem Sprachzentrum zugeordnet ist und dort ihren Sinn hat: Kinder, die tonale Sprachen als Muttersprache lernen, brauchen diese Fähigkeit weiterhin und sie bleibt meist erhalten. Daher haben zum Beispiel Chinesen überdurchschnittlich oft ein absolutes Gehör, während sich diese Fähigkeit in Ländern, in denen eine nicht-tonale Sprache gesprochen wird, meist wieder verliert, weil sie zum Spracherwerb nicht gebraucht wird bzw. diesen sogar behindert (Saffran, 2003).

spricht das Sehen dem eines Erwachsenen. Nun braucht es aber den Sehsinn, um Dinge klar als zusammen oder getrennt voneinander zu definieren. Wenn ein Baby also die verschiedenen Objekte nur sehr verschwommen sehen kann und sich vielmehr an Hör-, Geruchs- und Tastsinn orientieren muss, so ist naheliegend, dass es keinen klaren Hinweis darauf haben kann, inwiefern die Objekte voneinander geschieden sind oder zueinander in Verbindung stehen. »Während der ersten Hälfte des ersten Jahres ist das Sehen der dominante Faktor, um Eindrücke verschiedener Sinneswahrnehmungen *zu erweitern und miteinander zu verbinden*, und um Eindrücke eruieren zu können, die durch Berührung, Pflege und durch das Hören entstehen« (Greenacre, 1973, Hervorhebungen KWM). Heute wissen wir jedoch, dass die volle Sehstärke erst geraume Zeit später erreicht wird.

Da das Baby zuerst das Gesicht der Mutter und die Brust sehen kann und alles andere im Raum nur verschwommen wahrnimmt, ist naheliegend, dass es zunächst alles Lebendige, alles sich Bewegende, also auch das väterliche Objekt, dem Primärobjekt zuordnet und als entfernten Teil von ihm sieht. Für das Baby ist das mütterliche Objekt zunächst »die ganze Welt«, aus der sich langsam die Objekte herauskristallisieren. Daher ist auch die Urszenenfantasie nicht sinnvoll denkbar ohne die dazugehörige ursprüngliche Fantasie des elterlichen Paares. Die Mythologie scheint also ein wichtiges Element der frühen Situation zu beschreiben: Es gibt eine mächtige »Mutter Erde«, der zunächst alles innewohnt. Auch die verschiedenen Affekte leben dort bunt nebeneinanderher – es wird gezeugt und gefressen, wie es beliebt. Es herrscht Verwirrung und dies ist auch nach Bleger die vorherrschende Angst dieser Position.

Eine kurze Bemerkung zur Aggression möchte ich anfügen, bevor ich zu meiner Falldarstellung zurückkehre: Eine aggressive Reaktion auf ein neues, bedrohliches (drittes) Objekt wird vor allem in (post-)kleinianischen Theorien oft mit frühen Neid-Gefühlen in Verbindung gebracht. Ich halte hier Ronald Brittons Auffassung für hilfreich, der in diesem Zusammenhang kritisch anmerkt:

> »Ich bin von der Bedeutung des Neides […] als eines sowohl bei Kindern als auch Erwachsenen individuell unterschiedlich ausgeprägten Faktors sehr überzeugt. Aber bei Säuglingen von Neid als einem nicht weiter reduzierbaren Faktor auszugehen, finde ich weniger überzeugend. […] Ich habe eine Idee, was -K sein könnte. Es könnte dem, was ich psychische Atopie genannt habe, zugrunde liegen – einer Antipathie dagegen, irgend etwas kennenzulernen, das anders ist« (Britton, 1998, S. 82).

Dies schließt meines Erachtens auch die Antipathie dagegen ein, dass das mütterliche Objekt durch eine erweiternde Veränderung entfremdet, verzerrt, unkenntlich gemacht wird. Ein aggressiver Angriff auf Veränderung und Erweiterung des mütterlichen Objekts dient in dieser Darstellung also weniger dem Neid auf das dritte Objekt als dem Erhalt des mütterlichen – und damit dem Erhalt des Selbst, das fusionär an die Mutter gebunden und somit existenziell abhängig ist von ihrem »So-Sein« und »-Bleiben«.

Meines Erachtens ist Nuri zwischen den beiden »Ureinstellungen zum Objekt« hin- und hergerissen: Deutlich ist, wie beschrieben, der Drang, die primäre Mutter wiederherzustellen und in die ursprüngliche Fusion zurückzufinden. Symbolischen Ausdruck findet dies in der »Flucht in den Dschungel«. Gleichzeitig ist ein Drang »nach draußen« spürbar, gleich den Titanen, die ans Sonnenlicht möchten, um sich entwickeln zu können. Die Verneinung gehört wie gesagt nach Freud dem Destruktionstrieb im Sinne einer Ausstoßung des Objekts an. Der Verneinung (»Weil es da keine Mutter gibt!«) als Abwehr ist aber möglicherweise auch der Drang inhärent, die Mutter durch Introjektion zu besitzen. Hier wäre die Verneinung – also das Ausstoßen – die Gegenbewegung zum oralen Mechanismus des Einverleibens. In dieser Hinsicht gehört die Verneinung als Mechanismus also in die zweite von Gaddini beschriebene, nämlich die psychoorale, Ureinstellung, in der es darum geht, das Objekt zu »haben«. Ich stelle mir vor, dass Nuri vor solchen Strebungen zurückschreckt und sie mittels Verneinung abwehrt, weil sie zu sehr mit dem gewaltsamen Vater verbunden sind und er die Identifikation mit diesem Vater verständlicherweise scheut. Die Mutter von außen zu sehen und »haben« zu wollen, ist eine Position, die Nuri mit der väterlichen Gewalt verbindet. So ist die Entwicklung an dieser Stelle immer wieder arretiert und er flüchtet »in« den Dschungel – also in die Einheit mit der Mutter. Die Verwirrung zwischen diesen beiden Einstellungen wird im Verlauf der Behandlung deutlicher.

Fallvignette c)
Zuspitzung des Urszenenprozesses in der Behandlung: Die »unheimlich vergrößerte Mutter« in der Übertragung

Nuri füllt die Stunden mit engagiertem Spielen und Malen, er ist sehr mit mir befasst. Seine Grenzenlosigkeit ist oft unangenehm für mich, wenngleich ich sie nie als tatsächlich aggressiv erlebe. Er schreit mir manchmal ins Ohr oder es trifft mich ein Ball mit unvermuteter Härte. Er scheint mich besinnungslos zu attackieren und »in mich hineinzurufen«, allerdings fast so, als sei in mir »keiner zu Hause«. Als erwarte er gar nicht, gehört zu werden. Er gerät schnell außer sich, aber die Ausbrüche kommen mir eher panisch vor denn aggressiv im Sinne eines konturierten Gegenübers, das er angreifen oder kontrollieren möchte. In einer Stunde öffnet er mit seinen Händen meinen Mund, schaut hinein und sagt verwirrt: »Da sind Spinnen drin!« Deutungen, die Spaltungen benennen, lösen in Nuri oft Angst und Aggression aus. Dagegen beruhigt er sich fast immer, wenn es gelingt, die Verwirrung zu deuten, die er in mir zu deponieren scheint.

Nuri gerät offenbar schnell in Bedrängnis, und seine Reaktion auf diese Bedrängnis evoziert in mir folgendes Bild: Wenn ein Tier, beispielsweise eine Katze, sich in die Enge getrieben fühlt, dann wird es natürlich versuchen zu fliehen. Dabei überrascht mich manchmal die Tatsache, dass es sich nicht umdreht und wegrennt – sondern fast immer dem Angreifer entgegenläuft und an ihm vorbei flieht. In ähnlicher Weise scheint Nuri, wenn er in Bedrängnis gerät, sich nicht abzuwenden, sondern regelrecht in sein Gegenüber hinein zu fliehen. So erlebe ich seine panischen Attacken und die Grenzenlosigkeit im Umgang mit mir. Es scheint mir, als sei damit der »Mutter-Dschungel« in die Übertragung gelangt, in den er hinein flieht – um ihm gleichzeitig zu entrinnen. So scheint es, als flüchte er in einen früheren, fusionären Zustand, um mir als einem Gegenüber zu entkommen – ein Zustand größter Widersprüchlichkeit, und er löst die entsprechende Verwirrung aus. Es ist ein furioses »Eindringen, um eins zu sein«, das aber kein Gegenüber wirklich »meint« – und es löst entsprechend auch in mir befremdende, unangenehme und verwirrte Gefühle aus.

In einem ähnlichen Licht verstehe ich die Tatsache, dass Nuri mit den Schwellensituationen der Sitzungen große Schwierigkeiten hat. So kommt er strahlend in die Stunden gerannt – um mir dann zu erklären, dass er überhaupt nicht kommen wollte. Am Ende der Stunde reagiert er oft panisch auf das Klingeln der Mutter, versteckt sich in großer Not hinter einem Sessel und ruft: »Nein, bloß nicht – ich will nicht!« Oder er schnappt sich die Gegensprechanlage, bevor ich ihn hindern kann, und sagt zur Mutter: »Geh weg, wir sind noch nicht fertig!«

Die Aggression gegen die Mutter ist der vordergründige Affekt (und die Mutter reagiert auch entsprechend gekränkt). Der wichtigere und tiefer liegende Affekt ist jedoch meines Erachtens die Verwirrung und die Angst, die solche Schwellensituationen in ihm auslösen. Ich denke dabei auch an die eingangs erwähnte Panik davor, dass etwas zerschnitten würde – Brot oder Papier. Situationen von Begrüßung, Abschied und Trennung bringen die Vorstellung eines äußeren Objekts mit sich, die Nuri überfordert und auf die er panisch, manchmal auch mit einer regelrechten »Schockstarre« oder (im besten Falle) aggressiv reagiert.

Wenn ich ihn falsch verstehe, also etwas sage, mit dem er sich nicht genau gesehen fühlt, gerät er außer sich: »Weißt du eigentlich wie das ist, wenn einer einen nicht versteht? Ja?! Soll ich dich auch mal nicht verstehen?« Er reagiert so verletzt, als habe ich ihn mit dem »Nicht-Verstehen« regelrecht geschlagen und ihm körperliche Schmerzen zugefügt. Ich verstehe diese Schmerzen als Reaktion auf eine Situation, die mich als Andere outet. In solchen Situationen gibt es für Nuri kein Nicht-Verstehen oder gar Noch-nicht-Verstehen. Es gibt nur ein malignes Miss-Verstehen im Sinne eines malignen Anders-Seins, das er als direkten Angriff erlebt. Unter dem Aspekt des Urszenenprozesses betrachtet, scheint es hier um eine Verneinung von »Zweiheit« zu gehen, also um ein furioses Klammern an die Fusion des von Gaddini beschriebenen »psychosensorischen Modus«.

Nuri malt in den Stunden außergewöhnlich viel – er zeigt einen großen Drang, mir seine Innenwelt visuell zugänglich zu machen. Er ist sehr intensiv mit mir befasst. Ich verstehe das Malen und Inszenieren als ein Ringen um eine äußere, hilfreiche Position. Er projiziert also nicht im Sinne einer Abwehr, sondern im Sinne einer Verdoppelung, die bestimmte Selbstanteile auf eine Bühne stellen soll, um sie besser zu sehen und auf diese Weise damit in Kontakt treten zu können (Bürgin, 2014). Das Malen ermöglicht eine Situation, in der einerseits ein Außen geschaffen und versuchsweise ein äußerer, objektaler Blick gestattet wird – aber gleichzeitig hat er das Objekt (sein Bild) selbst geschaffen und hat so in der Hand, was betrachtet werden darf.

Etwa ein halbes Jahr nach Therapiebeginn taucht völlig unvermittelt der Vater wieder auf. Er geht bald wieder bei der Familie ein und aus. Frau A. lässt ihren früheren Mann in ihr Leben, er übernachtet bald wieder bei der Familie, wann immer er möchte. Die Mutter berichtet davon ausweichend und beschämt, aber sie erscheint mir freier und auch erleichtert. Nuri fiebert immer dem Besuch des Vaters entgegen, um ihn dann jedoch voller Trotz zu empfangen. In den Stunden ist Nuri außer Rand und Band. Über Gefühle zu sprechen, ist verboten. Wenn ich einen Satz auch nur beginne mit den Worten: »Ich habe das Gefühl, dass …« so beginnt er zu schreien: »Sag nicht dieses Wort, das Wort sollst du nicht sagen!« Er geißelt mich mit seiner fahrigen, herrischen Art, verhindert jeden Kontakt und nimmt sich gezielt alles heraus, was verboten ist.

Seine Verwirrung zeigt sich immer mehr in übergriffigem, sexualisiertem Verhalten. In einer sehr chaotischen Phase kommt er grußlos ins Zimmer gestürmt und beschimpft mich sofort: »Wichser, Pimmellutscher!« Dann fordert er plötzlich, unter meinen Rock zu sehen und meine Unterhose auszuziehen. Er malt ein Bild, ich soll raten, was es ist. Ich errate es nicht. Nuri verrät: Es ist ein Penis. »Das ist deiner!«, schleudert er mir böse entgegen. »Du hast auch einen Penis.« Ich sage, dass es wichtig sei, zu wissen, was ich habe. Er stelle sich vor, dass ich auch einen Penis habe. Aber dass es ja auch viel auf einmal sei und vielleicht auch zu viel und sehr verwirrend, wenn ich irgendwie eine Frau und ein Mann gleichzeitig sei. Nuri unterbricht mich und beginnt zu schreien: »Arschloch, Wichser, Pimmellutscher!« Er malt dann ein sehr unheimliches Monster. Er nennt das Bild »Fette Kuh Frau Morgenstern« (s. Abbildung 1). Das Monster auf dem Bild sieht aus, als ob es den Penis durch die Gegend kickt. Und gegen Ende der Stunde sagt Nuri völlig unvermittelt und, wie ich finde, sehr verwirrt: »Du sollst nicht mit mir spielen. Ich bin ja kein Spielzeug.«

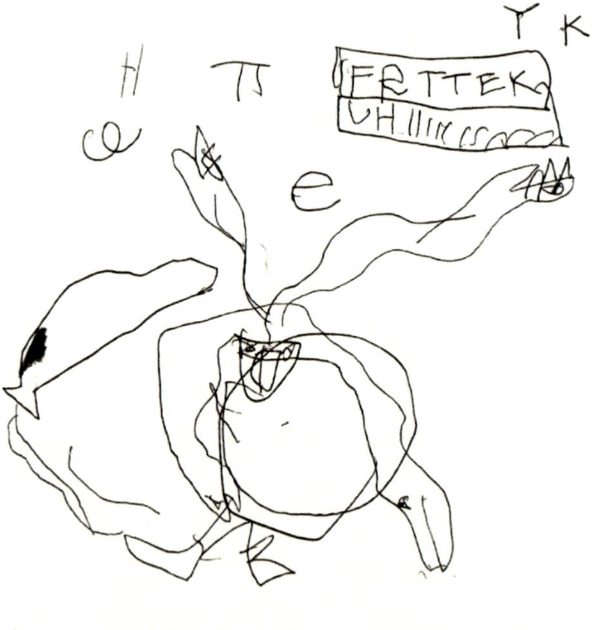

Ich deute sein Bild, indem ich ihm seine Fantasie einer unheimlichen, merkwürdig übermächtigen Frau Morgenstern beschreibe, die eine Frau ist, aber auch einen Penis hat, den sie aber gleichzeitig böse behandelt und mit Füßen tritt. Das mache ihn ganz verwirrt. Daraufhin geht Nuri zu den Sesseln und baut eine Falle. Es sieht erst aus wie ein gemütlicher Sitz, aber dann fällt man hinein. Ich sage, dass er sich vielleicht manchmal bei mir ganz unwohl fühle. Erst sehe es ganz gemütlich aus und dann habe er aber Angst, dass es vielleicht doch gefährlich sein könnte. Die Vorstellung, dass ich auch einen Penis hätte, sei möglicherweise weniger beunruhigend, als wenn ich eine Frau sei mit so einer Falle. Nuri hört mir zu und verabschiedet sich relativ friedlich.

Diskussion

Das Auftauchen des Vaters stürzt Nuri in heftige Verwirrung. Es bedeutet eine enorme Veränderung für ihn und die gesamte Familie – aber auch die Veränderung der Mutter ängstigt ihn: Die Mutter scheint – zu meiner großen Überraschung – freier und manchmal fast fröhlich, was ich nie zuvor an ihr gesehen hatte (Ich teile an dieser Stelle Nuris Verwirrung). Das Bild der monströsen »fetten Kuh Frau Morgenstern« zeigt eine völlig verzerrte Mutter-Imago. Sie erinnert an das Bild Gaddinis von der »übergroßen Mutter mit doppelten Gliedmaßen«, wie sie kleinen Kindern erscheinen mag, die die Urszene beobachten. Und darüber wird sie gefährlich, bekommt Schlangenhaare mit Zähnen, kickt zynisch den Penis umher. Meine Deutung in dieser Stunde mag zutreffend gewesen sein, denn sie bewirkte eine gewisse Beruhigung. Wichtig war offensichtlich, dass nicht beides in der Mutter sein soll: Vagina und Penis. Wenn ich sagte, es sei ihm lieber, ich hätte auch einen Penis als eine solche Vagina-Falle, so könnte das Beruhigende gewesen sein, dass ich damit in den Raum stellte, dass ich nur eins von beiden haben kann und nicht beides. Was mich zu einem solch bedrohlichen, übermächtigen Spinnenmonster gemacht hätte.

Fallvignette d) Beruhigung und erste differenzierende Entwicklung im Urszenenprozess

Einige Stunden später herrscht wieder Chaos. Nuri ist kaum ansprechbar, stellt ein großes Durcheinander im Zimmer her und möchte dann mit mir ein Würfelspiel spielen, in dem er mir für jede meiner – von ihm inszenierten – Niederlagen einen Penis auf das Blatt malt, auf dem er den Spielstand festhält. »Ein Penis ist für Mädchen eine Strafe!«, erklärt er mir böse. Wenige Stunden danach entsteht eine Situation, in der ich eine Deutung geben kann, die sich auf seine Urszenenfantasie bezieht, wie ich sie im Erstgespräch verstanden hatte. Ich kann mit Nuri darüber sprechen, dass der Vater sehr gewalttätig gewesen und dann verschwunden sei und dass daraufhin die kleine Schwester geboren wurde. Ich sage, dass es auf Nuri vielleicht so gewirkt haben mag, als sei das Baby aus einer Gewaltsituation gezeugt und als sei das Baby-Machen etwas, bei dem Männer gewalttätig seien. »Du hast deshalb vielleicht gedacht, dass ein Penis eine Strafe für Frauen ist.« Nuri hört mir sehr aufmerksam zu, holt dann die Würfel, legt sie alle so auf den Tisch, dass sie mit der 6 nach oben liegen und sagt: »Guck mal, so viele Jahre ist das her.« Ich frage: »Was ist so lange her?« Nuri: »Das mit dem Papa und dem Schlagen und dem Baby. Guck – ist das sehr lange?« Ich zähle zusammen: »Das ist 36 Jahre her. Ich glaube, du sagst mir, dass das sehr lange her ist und dass seitdem viel passiert ist.«

Diese Entwicklung scheint möglich zu machen, dass Nuri die folgende Stunde für sich nutzen kann: Zunächst ist die Situation wieder chaotisch, Nuri attackiert mich und meinen Raum. Ich muss ihm das Schwert wegnehmen, weil er droht, damit die Scheiben zu zerschlagen. In einer unüberlegten Notreaktion lege ich es in meinen Schreibtisch, der bekanntlich tabu ist, und werfe die Schublade zu. Nuri ist außer sich und schreit: »Ich darf an deinen Schreibtisch, ich darf da ran!« Ohne darüber nachdenken zu können, was ich sage, entgegne ich: »An meinen Schreibtisch darf niemand außer mir.«

Augenblicklich ist Ruhe, Nuri ist völlig perplex, sehr interessiert und kann das kaum glauben. Das Schwert ist augenblicklich vergessen. Neugierig und argwöhnisch kommt er zu mir gerannt und er unterzieht meine Aussage einer strengen Prüfung: »Komm schon, aber dein Chef darf da doch ran!« Doch dann denkt er sich, dass ich in der Praxis gar keinen Chef habe – er hat noch nie einen gesehen. Er überlegt weiter: »Aber dein Vater darf!« Wieder nichts. »Na gut – dein Opa! Du hattest auf deinem Schreibtisch ein Bild von deinem Opa, wo ist es denn hin? Der darf sicher an deinen Schreibtisch!«[3]

3 Ohne das wissen zu können, macht er mir mit dieser Bemerkung ein großes Kompliment: Auf meinem Schreibtisch stand eine Zeit lang ein gerahmtes Foto des großen spanischen Cellisten Pablo Casals – und den hätte ich bestimmt gerne als Großvater gehabt!

Er startet noch einen Versuch: »Dein Opa und Gott! Opa und Gott dürfen, stimmt's?« Er kann es nicht fassen. Nicht mal die größten Männer dürfen. Bei Gott allerdings kann ich nicht antworten und muss passen: Ob Gott an meinen Schreibtisch darf, das weiß ich leider auch nicht (Westlund-Morgenstern, 2018).[4] Schließlich sagt Nuri: »Aber der Sohn vom Gott, der darf da auch ran an deinen Schreibtisch, der darf da rein.« Ich sage: »Du denkst: Der hat's gut. Wenn man also einen Papa hat, der Gott ist, dann darf man alles. Wie ungerecht.« Nuri ist jetzt sehr ruhig, setzt sich an den Tisch und sagt fast versöhnlich: »Ich male dir Gott auf.« (s. Abbildung 2) Er malt einen bunten Mann, dem Weihnachtsmann ähnlich und sehr viel klarer als auf den eher verwirrten, unheimlichen Bildern vor einigen Monaten. Ich kommentiere spontan: »Gott hat sich aber verändert!« Nuri antwortet: »Papa hat Mama damals nur geschlagen, weil ich nicht wollte, dass Mami weggeht. Ich habe geweint und wollte nicht, dass sie weggeht.« Die Stunde endet überraschend entspannt und er verabschiedet sich freundlich.

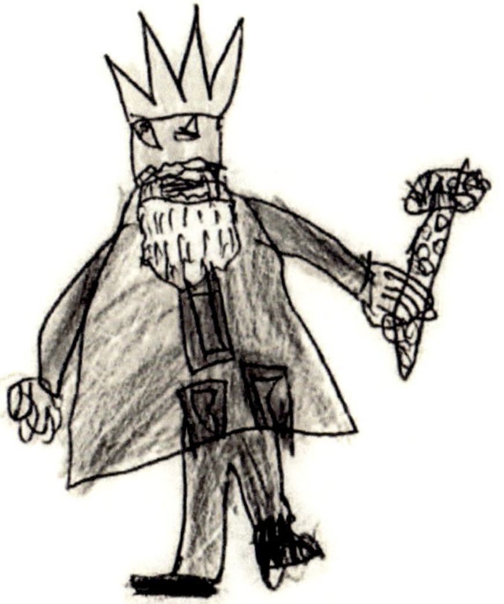

4 Ursula von Goldacker verdanke ich den wertvollen Hinweis, dass Nuri vielleicht gerade dieses Zögern gespürt haben mag und dass es zu einer Entlastung beigetragen haben könnte. Die Tatsache, dass ich auch nicht allwissend bin, mag eine große Erleichterung sein in Anbetracht einer so mächtigen Mutterimago.

Diskussion

Nuri scheint die Schreibtischstunde als so hilfreich erlebt zu haben, weil er sich mit meinen schützenden Grenzen identifizieren konnte. Es wirkte offensichtlich beruhigend, dass es Bereiche in mir gab, die ich ganz für mich habe: Da darf niemand hin. Dies hat zwei wichtige Bedeutungen. Erstens, die Eltern dürfen auch nicht überall reingreifen. Und vor allem natürlich: Auch der Vater darf nicht (gewaltsam) in die Mutter greifen! Zweitens, in mir sind nicht alle! Nicht auch noch der Chef, der Vater, der Großvater sind in meinem Schreibtisch beheimatet, sondern nur ich. Ein solches mütterliches Objekt hat »Normalgröße« und ist damit natürlich weit weniger beängstigend als das zuvor beschriebene unheimliche Monster mit Penis und Vagina. Nun war es für ihn denkbar, dass es eine Weltordnung geben könnte, in der niemand solch magische Macht hat: weder die Macht, überall reinzugreifen, noch die Macht, alle in sich zu »beinhalten«. Der Schreibtisch ist die Grenze dieser Macht. Auf diese Weise erlebt Nuri vielleicht, was Michael Eigen einen »joyous shock of difference« genannt hat (Eigen, 1981).

Fallvignette e)
Urszenenprozess: Die zentrale Angstfantasie

Nach diesen Stunden kann Nuri im Spiel und in Bildern davon berichten, wie gewaltsam und ängstigend die Fantasie ist, in der übergroßen Mutter zu verbleiben. Er malt einige Monster und er berichtet von einem ganz besonders entsetzlichen, bösen Monster, gegen das wir gemeinsam kämpfen müssen (dass wir manchmal auf der gleichen Seite sind und nicht nur gegeneinander kämpfen, ist eine Neuentwicklung). Ich frage, was das schreckliche Monster wohl so böse gemacht habe. Nuri: »Der war schon immer so.« Ich beharre: »Es gibt aber keine ›immer schon bösen‹ Kinder. Irgendwas muss doch passiert sein, das ihn furchtbar wütend gemacht oder verletzt hat?« Nuri: »Nein. Der ist nämlich gar nicht als Kind auf die Welt gekommen. Der war schon immer groß. Er ist im Bauch so gewachsen – und hat die Mutter damit tot gemacht und auch den Vater. Er hat die Eltern umgebracht!« Ich verstehe diese Fantasie als Ausdruck folgender Angst: Wenn man zu groß wird, wenn ödipale Wünsche wach werden und man wie die Titanen noch in der Mutter verblieben ist, weil sich die primäre Fusion nicht lösen lässt, dann hat das katastrophale Konsequenzen. Er scheint damit zu sagen: »Im psychosensorischen Modus der Fusion zu verbleiben, ist tödlich.«

An dieser Stelle formuliert Nuri eine zentrale Angst, die die gesamte Behandlung durchzog: Er sprach wiederholt davon, dass er nicht groß werden, sondern schon als Kind in den Himmel kommen wolle. Er hat offenbar Angst vor der Wut, die entsteht, wenn man zu groß wird, ohne sich von der Mutter lösen zu können. Ähnlich wie das schreckliche Monster – und ähnlich wie die Titanen, die unter der Erde leben müssen – würde man dann sehr böse und gefährlich. Vielleicht sah er auch die Gewalt des Vaters und seine darauffolgende Trennung von der Mutter als Hinweis darauf, dass man böse wird, um loszukommen.

Fallvignette f)
Zum Abschluss des Urszenenprozesses während der Behandlung: Blick von außen und Benennung der Angst

Nuri ist mit meinen Handpuppen beschäftigt. Kasper wird vom Krokodil bedroht, weil er allen anderen Puppen die Unterhosen klauen will. Ich werde als Fachfrau auf den Plan gerufen. Zum ersten Mal sieht Nuri mich in meiner Rolle als Therapeutin und benennt mich fast entsprechend, wenn er sagt: »Du musst kommen, Kasper ist verrückt geworden, er braucht einen Arzt! Er will immer alles *sehen!*« Kasper wird schließlich zur Strafe für seine bösen Wünsche vom Krokodil gefressen. Dann fügt Nuri an: »Aber wenn man stirbt, kommt man ins Paradies und da ist es schön, und vor allem kann man dann endlich mal sehen, wie Gott aussieht!« Ich: »Kasperle wird gefressen, weil er wissen wollte, wie die Menschen da unten aussehen. Das hat ihn interessiert!« Nuri: »Ich weiß, wie die da aussehen: Hinten haben sie einen Popo und vorne haben die Männer einen Penis.« Ich: »Ja, den kennst du. Aber die Frauen haben keinen Penis.« Nuri: »Weißt du, was die haben? Die haben ein riesengroßes Loch. Und wenn man reinguckt, dann stirbt man.« Ich: »Hm, das ist schlimm. Aber irgendwie ist es ja vielleicht auch nicht nur schlimm. Denn du sagst mir auch, dass man ins Paradies kommt, wenn man tot ist. Und dass es da ja so schön sei.« Nuri: »So ein Quatsch! Ich will ja nicht tot sein, ich will doch nur sterben! Weil man dann im Paradies weiterlebt! Da sieht man Gott, da sind die Engel und ein fliegender Hamster.« Ich frage erstaunt: »Ein fliegender Hamster?« Nuri erklärt: »Als die Mama klein war, hatte sie einen Hamster, der ist dann gestorben. Also fliegt er wohl im Paradies!« Ich sage dazu nichts, denke aber, dass ein Paradies vielleicht auch der Ort einer glücklichen Mutter ist, die nicht um die verlorene Kindheit bzw. Heimat trauert (Westlund-Morgenstern, 2018).[5]

Diskussion

In dieser Stunde konnte Nuri eine äußere, reale Situation anerkennen und erleichternd für sich nutzen: Er sah mich als das, was ich war, als Therapeutin. Was sich hier ausdrückt, wird auch im Spiel symbolisiert: Der magische Phallus der Mutter ist verloren gegangen, er ist gestorben. Und das hat traurige, aber auch erleichternde Aspekte. Die Gefahr bleibt »das Loch der Frauen«: Wenn man hineinguckt, stirbt man. Ich habe an anderer Stelle über die Bedeutung des Blicks in dieser Szene nachgedacht (Westlund-Morgenstern, 2015). Hier kommt es mir darauf an, die Angst zu beschreiben, die in dieser Formulierung zum Ausdruck kommt: Vordergründig und wirksam ist zunächst sicherlich die ödipale Angst vor der eigenen Neugierde, die verboten scheint. Hier sind Vorläufer der Entwicklung von Scham und von ödipalen Grenzen erkennbar. Dahinter jedoch liegt offenbar eine ältere Angst: Die Angst vor dem Sog in die Mutter hinein und dass es tödlich sei, in der Mutter zu verbleiben. Nuri scheint zu sagen: Wenn man größer wird und ödipale Wünsche ans Tageslicht kommen, dann kann man nicht mehr »in« der Mutter sein – das gäbe eine tödliche Verwirrung.

Nuri beschreibt hier die Notwendigkeit eines Übergangs von der psychosensorischen zur psychooralen Einstellung (Gaddini, 1974). Er ist mit dem Objekt nicht mehr eins, sondern er steht ihm gegenüber in einer Situation, von der aus er das Objekt sehen und sich dazu positionieren kann. Diese Entwicklung ermöglicht einen Blick von außen auf die Mutter und die Benennung seiner Angst vor dem unheimlichen weiblichen Genitale. Er ist nun nicht mehr »im« Urwald, sondern er kann ihn anschauen und darüber sprechen.

5 Elfriede Löchel verdanke ich die Anmerkung, dass ein fliegender Hamster möglicherweise auch der verlorene Phallus der Mutter sein könnte – und ich denke, darauf aufbauend: Es wäre das Wiederfinden eines magischen mütterlichen Phallus, der tatsächlich zaubert.

Zusammenfassende Bemerkungen

Ich habe versucht, den Urszenenprozess zu beschreiben, wie er sich in der Behandlung des fünfjährigen Nuri entfaltete, ausgehend von der anfänglichen »Antithese«, die zunächst alle urszenen-relevanten Elemente verneint: keine Schwangerschaft, kein Vater. Der Grund für die Angst wird im weiteren Prozess deutlich: Es gibt eine große Verwirrung, wie die Objekte zueinanderstehen und ob es das Schicksal aller Männer sein könnte, »in« der Mutter zu sein – wie in einem unheimlichen Urwald. Diese mächtige, bedrohliche Mutterimago findet im Verlauf der Behandlung in die Übertragung und wird in dem Bild deutlich, das Nuri von mir malt: Ein unheimliches Monster mit Schlangenhaaren und Zähnen, das einen Penis hat, mit dem es jedoch auf brutale Weise zu spielen scheint. Dieses Bild markiert den Höhepunkt der Verwirrung, in der alles durcheinandergerät. Die Art, wie Nuri mich und meinen Raum in dieser Zeit attackiert, wirkt in seiner Besinnungslosigkeit nicht erstrangig als Projektion im Dienste der Kommunikation, nicht als suche er nach einem aufnehmenden Container, sondern als deponiere er die Verwirrung im Sinne des Ambiguitätskerns bei Bleger.

Von diesem Höhepunkt der Verwirrung aus wird eine Entwicklung möglich, als es Nuri gelingt, mich als übermächtiges mütterliches Objekt gleichsam zu »entleeren« und damit auf eine brauchbare »Normalgröße« zu reduzieren, was ihm einen sinnvollen Kontakt zu mir ermöglicht. Diese Entwicklung nimmt von der Schreibtischszene ihren Verlauf, als es gelingt, eine Urszene zu postulieren, in der die Mutter nicht alle Macht und alle Objekte beinhaltet, und sie führt zu einer Situation, in der Nuri – explizit mit mir als Therapeutin – über seine Angst vor einem verschlingenden und damit tödlichen weiblichen Genitale sprechen kann. Er kann auf diese Weise – über den Blick von außen und das Sprechen – auch eine Position einnehmen, die ihn mit dem Vater verbindet. Zuvor war ihm nämlich nicht nur das weibliche Genitale so gefährlich vorgekommen, sondern ebenfalls der männliche Blick darauf, der ihn mit dem gewaltsamen Vater zu verbinden drohte. Das Sprechen darüber ist Ausdruck der Entkopplung der Objekte, die es möglich macht, ein Gegenüber zu sehen. Auf diese Weise kann auch die Vorstellung eines »therapeutischen Objekts« entstehen, das nicht mehr als »Depositar«, sondern im Sinne eines »Containment« sinnvoll genutzt werden kann.

Literatur

Amati, S. (1990). Die Rückgewinnung des Schamgefühls. *Psyche – Zeitschrift für Psychoanalyse, 44*(8), 724–740.
Bleger, J. (1967). *Symbiosis and Ambiguity. A psychoanalytic study*. Routledge.
Britton, R. (2001). *Glaube, Phantasie und psychische Realität*. Klett-Cotta.
Bürgin, D. (2014, 28. November). *Gilgameschiana III. Beziehung, Tod und Leben* [Vortrag]. Symposium der Wiener Psychoanalytischen Vereinigung zum 70. Geburtstag von Thomas Aichhorn, Wien.
Eigen, M. (1981). The Area of Faith in Winnicott, Lacon und Bion. *International Journal of Psychoanalysis, 62*, 413–433.
Freud, S. (1925). *Die Verneinung*. G.W. Bd. 14.
Gaddini, E. (2015). *»Das Ich ist vor allem ein Körperliches«. Beiträge zur Psychoanalyse der ersten Strukturen* (hrsg. v. G. Jappe & B. Strehlow). Brandes & Apsel.
Greenacre, P. (1973). The Primal Scene and the Sense of Reality. *The Psychoanalytic Quarterly, 42*, 10–41.
Günter, M. (2012). Überall Krokodile. Identifikation, Projektion, Verleugnung. Hass und Ohnmacht in der therapeutischen Arbeit mit traumatisierten Kindern. *Kinderanalyse, 20*(4), 282–304.
Kerenyi, K. (1997). *Die Mythologie der Griechen*. Klett-Cotta.
Klein, M. (1932). *Die Psychoanalyse des Kindes*. Kindler.
Saffran, J. (2003). Absolute Pitch in Infancy and Adulthood. The Role of Tonal Structure. *Developmental Science, 6*(1), 35–43.
Westlund-Morgenstern, K. (2015, 16. September). *Wie aktuell ist Ödipus? Von der Mythologie zu Freuds bahnbrechendem Konzept und modernen Weiterentwicklungen der Psychoanalyse* [Vortrag]. Sommeruniversität der DPV, Frankfurt. http://www.psychoanalyse-aktuell.de/artikel/detail/news/katja-westlund-morgenstern-wie-aktuell-ist-oedipus/
Westlund-Morgenstern, K. (2016). »Gott hat keine T-Shirts!« Scham, Verwirrung, Schamlosigkeit im ödipalen Konflikt eines fünfjährigen afghanischen Jungen. In Deutsche Psychoanalytische Vereinigung (Hrsg.), *Scham und Schamlosigkeit. Arbeitstagung der Deutschen Psychoanalytische Vereinigung Stuttgart, 9. bis 12. März 2016* (S. 138–151). Psychosozial-Verlag.
Westlund-Morgenstern, K. (2018). Im Urwald gibt's keine Mütter! Überlegungen zur Urszene und zum Urszenenprozess in der Behandlung eines fünfjährigen Jungen. *Kinderanalyse, 26*(2), 117–144.

Vita

Katja Westlund-Morgenstern, Psychoanalytikerin und Kinderanalytikerin in eigener Praxis, Lehranalytikern der DPV/IPA, Dozentin und Supervisorin am Michael-Balint-Institut (DPV) in Hamburg.

Kontakt

katja.westlund-morgenstern@dpv-mail.de

Wenn die Sirenen schweigen: Vom verlassenen Säugling und seinen Versuchen, ein Mensch zu werden

Eine späte Danksagung an Jochen Stork

Johannes Döser

Frühformen des Erkennens

Im 8. Biederstein-Symposion 1988 hat sich Jochen Stork, fasziniert davon, »welche unendliche, unheimliche Anziehung die Erforschung der Ursprünge auf den Menschen ausübt« (1991, S. 9), mithilfe der neuesten Erkenntnisse der Verhaltensforschung und Psychoanalyse der »allerfrühesten Entwicklung des Kindes« zugewandt. Es sollten die Ergebnisse jener psychoanalytischen Reflexion zur Psychologie und Psychopathologie des Säuglings aktualisiert und vertieft werden, die Stork schon fünf Jahre zuvor im 3. Biederstein-Symposion ins Zentrum gestellt hatte. Mit Goethe verweist Stork auf eine faustische Reise ins »Unbetretene«, »Nicht zu Betretende«, erst recht ins »Unerbetene« (Goethe, 1971, S. 48) und sagt:

> »Der Abstieg in die Tiefen der menschlichen Seele, zu den Mächten der Mütter und des Unbewussten [ist] immer auch eine Rückkehr in die allerfrüheste Kindheit [und] stellt ein wunderbares Gleichnis für die Erforschung der Ursprünge dar, die Freud uns erschlossen hat« (Stork, 1991, S. 10).

So gehe es bei den Ursprüngen um nichts Geringeres als um Anfang und Ende, um das Woher und das Wohin, um die elementaren Bestrebungen menschlicher Existenz, um ihre Wunder und Abgründe, ja um den Zugang zu letzten Geheimnissen, zu deren Verständnis uns das Interesse an Aufklärung, unser Bewältigungstrieb und unsere Funktions- und Kompetenzlust drängen.

Der Text von Jochen Stork, aus dem ich zitierte, trägt den Titel »Verhaltensforschung und Psychoanalyse« und führte in die erwähnte Tagung ein. Er wurde 1991 zusammen mit den Referenten und Co-Referenten als *Biedersteiner Beiträge 1* beim Frommann-Holzboog-Verlag veröffentlicht.

Offenbar bestand der Plan, die Reihe fortzusetzen, aber ich konnte darüber nichts in Erfahrung bringen. Dieser Einführungs-Aufsatz Storks zusammen mit dem programmatischen und ausführlichen Entwurf im Tagungstext von 1986a (S. 9–49) erscheint mir darum wie ein Vermächtnis, geradezu als Grundlage und Schlüsselfigur seines Lebenswerks, das sich auszeichnet als unablässiges Bemühen um adäquate Behandlungsmethoden für die mitunter tödlichen Schwierigkeiten, in die Mütter, Väter und Säuglinge aus inneren Gründen und äußeren Verhängnissen geraten können.

Behandlungstechnisch wie auch wissenschaftlich geht es Stork um »Momente der Öffnung und Befreiung« aus dem »wechselseitigen Netz von Verflechtungen, Erwartungen und Projektionen« der Familien, nicht zuletzt aber auch der psychotherapeutischen Schulen, wenn ihnen in fruchtlosen Sackgassen die Lernmöglichkeiten versiegen und sich die Meinungen selbstbezogen verhärten, sie dabei aus dem erkenntnistheoretischen Entwicklungsprozess und kritischen Dialog fallen und schließlich »zu Fetischen der Zugehörigkeit werden« (Stork, 1986b, S. 19), mit dem unerbittlichen Anspruch, auf jeden Fall recht zu haben und auch recht zu behalten. Denn schlimmer noch als Kriege sind für den menschlichen Stolz bekanntlich der Verlust der Deutungshoheit und die Scham vor Unwissen und Verkennung. Das macht die Therapien und den Erkenntnisfortschritt in den Wissenschaften und in der alltäglichen Praxeologie gleichermaßen schwierig.

Verstehende Empirie

Auf den Biederstein-Symposien lernte ich als junger Assistenzarzt mit ersten Erfahrungen in der Kinder- und Jugendpsychiatrie und Psychosomatik etwas kennen und schätzen, was ich heute »Verstehende Empirie« nennen würde, die Verknüpfung der Ergebnisse der Verhaltensforschung mit den Erkenntnissen der Psychoanalyse. Man kann auch sprechen von einer Methode »Empathischer Beobachtung« oder von der Kunst eines oszillierenden Wechselspiels zwischen Verhaltenswahrnehmung, analytischer Reflektion und kreativem Dialog. So wurde meine Teilnahme an den Biederstein-Symposien auch für mich ganz persönlich eine Öffnung und Befreiung, nicht nur, was die Grundlagenforschung seelischer und interaktiver Vorgänge betrifft, sondern insbesondere auch durch die beeindruckenden Beispiele präventiver und therapeutischer Möglichkeiten, die sich durch die Fallvorstellungen der damaligen Mitarbeiter der Poliklinik Storks vermittelten.

Ich sehe ihn heute noch dasitzen, Michael Diercks, wie er mit zwei Matchbox-Autos seinen Dialog mit einem Kind erläutert und höre ihn in seinem Co-Referat zu Rosine Debray die Bedeutung des Vaters und seiner Repräsentanz in der frühen Triangulierung beschwören (Stork, 1991, S. 187), ohne die eine hinreichend funktionierende Behandlung seelischer Erkrankung gar nicht gedacht werden könnte. Auch wenn das Kind erst »alt genug« sein muss, »um den Vater als Mann zu erkennen«, so Winnicott (1984, S. 108), sei seine Rolle doch von Anbeginn wichtig, »etwas in der [archaisch phantasierten] Mutter ›human‹ [zu machen] und das Element von ihr [abzuziehen], das sonst magisch und potent wird und die Mütterlichkeit der Mutter verdirbt«.

Mein später Dank an Stork hat aber noch einen anderen Grund. In naiver Absicht hatte ich noch während des Studiums über etwas ungewöhnliche Empfehlungen den kühnen Versuch gestartet, mit einer Untersuchung über die Klinik, Pathogenese, Psychodynamik und Beziehungsgestalt der Depression im Kindesalter zu promovieren und dies in einer konservativen medizinischen Fakultät. Mit Fug und Recht kann ich behaupten, dass ich ohne die Diskussionen und Kleingruppenarbeit mit so überzeugenden Psychoanalytikern wie Lebovici, Soulé, Wurmser, Piontelli, Chasseguet-Smirgel, Grunberger, Green und Kreisler, die alle nach München gekommen waren, in den inneren und äußeren Widerständen und Ratlosigkeiten stecken geblieben wäre und ich keinen Ansatz gefunden hätte, meine Überlegungen in eine kohärente Form zu bringen. Es wäre also alles andere als verkehrt, Stork und seine Mannschaft neben Lempp, Loch und Eggers zu meinen inspirativen Doktorvätern zu rechnen, die mich vom Sinn, von den Möglichkeiten und von der Notwendigkeit der Psychoanalyse überzeugt und für mich innerlich einen folgerichtigen Weg dahin gebahnt haben. Das also wäre mein später Dank an Stork.

Vom »tryadischen« Ursprung des Subjekts

Der andere Teil meines Vortragstitels bezieht sich auf die Depression selbst. Auch hier bin ich im Verlauf meiner Arbeit zur Auffassung gelangt, dass uns Wesentliches zum Verständnis dieser Erkrankung verschlossen bleibt, wenn wir nicht die allerfrühesten Entwicklungsvorgänge des Säuglings mitbedenken. Auch wenn die Untersuchungen noch schwierig sind und die empirischen Datenlage noch vergleichsweise dunkel, gab es in der Psychoanalyse seit Freud Konsens über die hohe Bedeutung der Entwicklungskontinuität über die Geburtszäsur hinweg und darüber, dass die Aufschlüsse über die Pränatalzeit sowohl unser Verständnis der Entwicklung als auch seelischer Erkrankung beträchtlich erweitern. Ohne Wissen über die Entwicklungskontinuität ließe sich die Geburtserfahrung nicht präzisieren, die als sprichwörtliche und konkrete Abnabelung, als Urmodell von Trennung und Neubeginn aufgefasst werden kann, mit allen Gefahren, Risiken, Verlustdimensionen und Chancen. Freud (1926d, S. 169) hat dies in seiner Auseinandersetzung mit Rank in zwei Sätzen zusammengefasst: »Intrauterinleben und erste Kindheit sind weit mehr ein Kontinuum, als uns die auffällige Zäsur des Geburtsaktes glauben lässt. Das psychische Mutterobjekt ersetzt dem Kinde die biologische Fötalsituation.« Und es braucht eine lange Zeit, bis der kleine Mensch als unreifer »Nestflüchter« (Portmann, 1960, S. 29) und »physiologische Frühgeburt« (ebd., S. 49) im »extrauterinen Frühjahr« (ebd., S. 68) seines Lebens aus der anaklitischen Angewiesenheit zur personalen Eigenständigkeit gelangt.

In seiner Arbeit über die »primäre Mütterlichkeit« hat Winnicott (1960) beschrieben, welche kolossale »biopsychologische Anpassung an das Kind« (Ferenczi, 1984) die Mutter mithilfe ihrer *Rêverie* (Bion, 1990, S. 83), ihrem träumerischen Ahnungs- und Einfühlungsvermögen und ihrer »gleichschwebenden, unbeirrbaren, zärtlichen« Aufmerksamkeit (Freud, 1930a, S. 461) leistet, um dem Kind eine Umwelt zur Verfügung zu stellen, die auf der coenästhetischen Ebene (Spitz, 1987, S. 62) die Anlehnungsbedürfnisse des Säuglings befriedigt und mit diatrophischen Reizen bereichert. Es wundert nicht, dass Bion, dessen Denken so tief von der fötalen Situation gespeist ist, diesen halluzinativen anaklitisch-diatrophisch-diakritischen Fluss zwischen dem Säugling und seiner Umweltmutter mit dem gründenden Begriff der Alphafunktion belegt hat. Diese hat für den Geist eine Funktion wie die Nieren oder die Leber für den Körper. Erst über diese Funktion können wir überhaupt erahnen, was es bedeutet, wenn die Alphafunktion ausfällt und die unverdaulichen und unverträglichen Wahrnehmungselemente und Erregungen, die Bion als Beta-Elemente bezeichnet, überhandnehmen und die Ich-Bildung des unreifen Kindes, das noch im psychosomatischen Haushalt der Mutter eingebunden ist, »psychotoxisch« belasten. Möglicherweise geht der plötzliche Kindstod, mit dem sich Jochen Stork eingehend befasst hat, auf eine Art geistiges Leber-,

Nierenversagen durch Überschwemmung mit psychotoxischen Beta-Elementen zurück, bis die kindliche Herzfunktion unter einem überwältigenden Stress aussetzt. Kardiologischerseits ist mir noch keine Arbeit bekannt, die das sogenannte Taketsumo-Syndrom, auch als *broken-heart-syndrome* bekannt, welches eine vorübergehende, aber potenziell tödliche, funktionale Herzmuskellähmung durch eine Hormonüberschwemmung – wenngleich ohne nachweisbare Organschädigung – beschreibt, auch für Säuglinge als kausale Erklärung in Betracht zieht. Das Leid der Eltern macht es schwer, diese Forschung auszuweiten.

In umgekehrter Richtung könnte dem Lustprinzip und dem Empfinden von Freude und Vergnügen, das durch die Alpha-Funktion in der Träumerei zur Wirkung kommt und sich durchaus der Beobachtung anbietet, kaum ein Realitätswert für den kindlichen Organismus zugesprochen werden, so Freud in einer Fußnote (1911b, S. 232), wenn man den Säugling und seine Mutter nicht als ein psychisches System sähe, was Winnicott, ebenfalls in einer Fußnote (1960, S. 586) zur Formel radikalisiert hat: »There is no such thing as an infant«, denn: »without maternal care, there would be no infant.« Im Unterschied zur Heftigkeit des leidenschaftlichen Objektgebrauchs ist das Erleben der gemeinsamen Zärtlichkeit eine entspannte Erfahrung, die die Ich-Grenzen transzendiert und verschwimmen lässt, um sie im selbstvergessenen Spiel neu wieder aufrichten zu können.

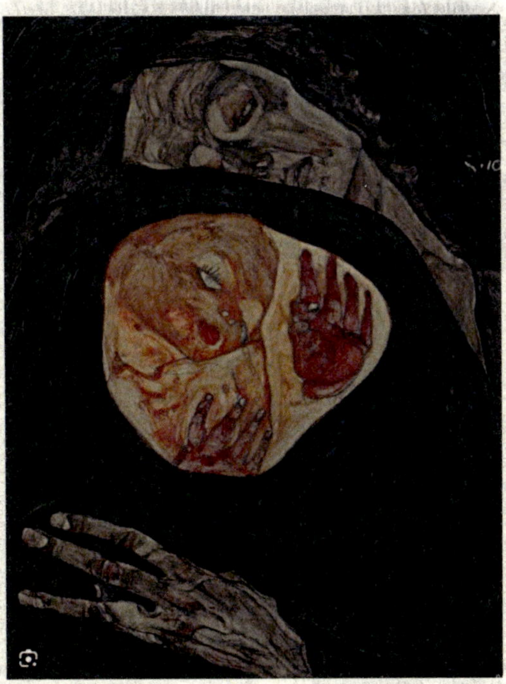

Mit seiner ungeheuren Sensibilität hat Egon Schiele ein Gemälde geschaffen, das diese Situation in eindrücklicher Weise zur Darstellung bringt. So wie es ohne den Maler den Blick des Dritten nicht gäbe, der die Intimität der Zweisamkeit repräsentabel macht, so lässt sich auch die Dyade – im Gesunden wie im Kranken – struktural nicht ohne ihre triadische Einbettung denken.

Folgende Skizzen habe ich mir auf den Biederstein-Symposien gemacht und für den heutigen Anlass wieder aus meiner »Stork«-Kiste geholt; zunächst ein triadisches Ursprungs-Schema, idealtypisch aufgespannt nach damaliger akademischer Manier:

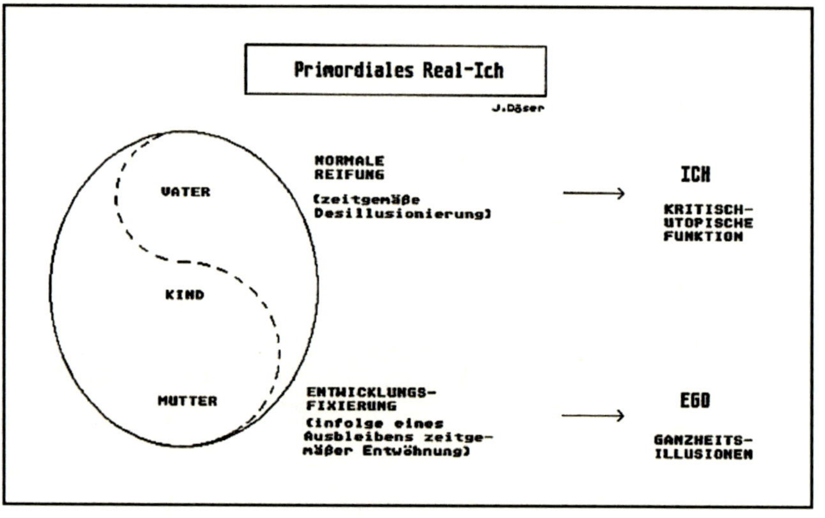

Ich wüsste nicht, wie es zu benennen wäre, außer mit einem Neologismus im Sinne einer verbalen Verdichtung, wie sie manchmal von der Traumarbeit verwendet wird: In solchem Sinne flog mir das Wort »Tryade« zu. Sie ist noch nicht auf dieselbe Weise differenziert und somit unterscheidbar, wie es die Begriffe »Dyade« und »Triade« sind. Man könnte auch von einer dreifaltigen »Monade« sprechen, in ähnlicher Weise, wie Grunberger (1987, S. 125) die monadische Regression beschrieben hat, nur dass wir es nicht mit einer Regression zu tun haben, sondern mit einem Ausgangspunkt der Reifung, Entwicklung und biopsychosozialen Emergenz des menschlichen Bewusstseins.

Sodann fand ich in meinen Unterlagen die Skizze eines Entwicklungsraums, der von der Zeugung des Subjekts seinen Ausgang nimmt und vom ödipalen Dreieck sowohl strukturiert als auch geweitet wird und eine Form der Wahrnehmung ermöglicht, die man als »Realisierung der Wirklichkeit« bezeichnen könnte:

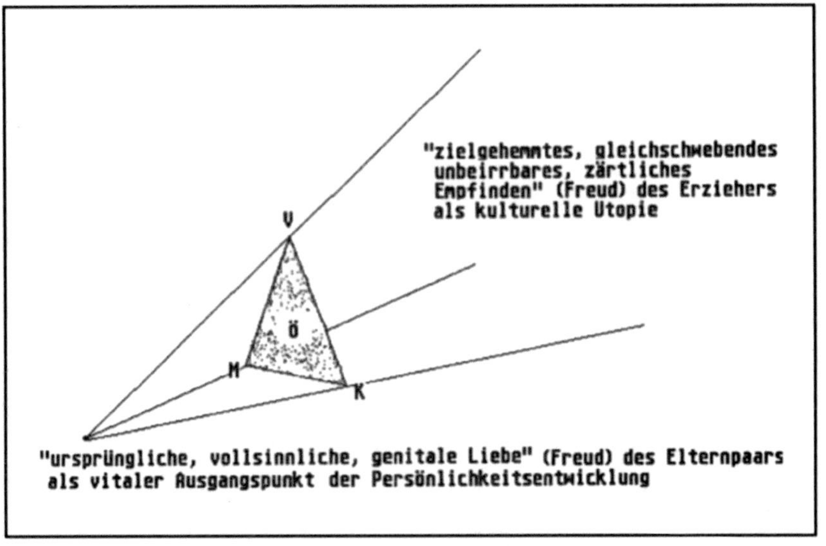

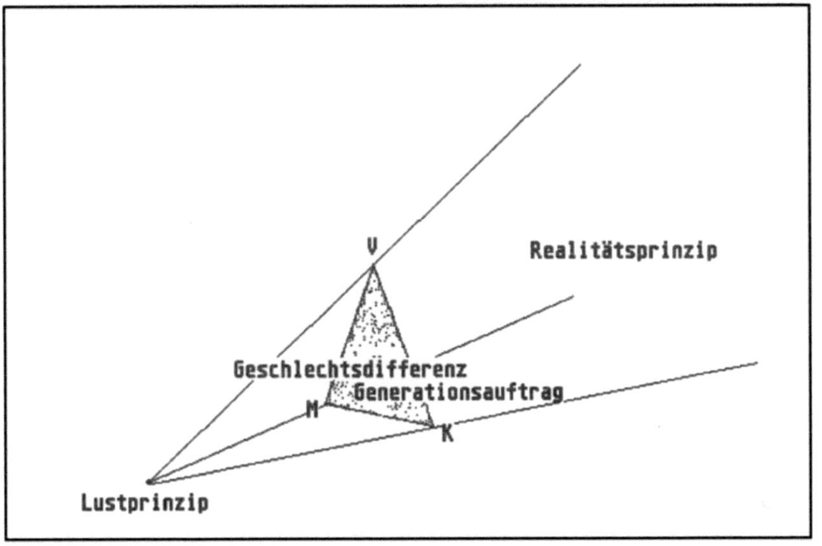

Schließlich die Öffnung der »tryadischen« Intimität zu einem Raum des Spielens, der die Neugier des Kindes zur Außenwelt, Kultur und Gesellschaft öffnet:

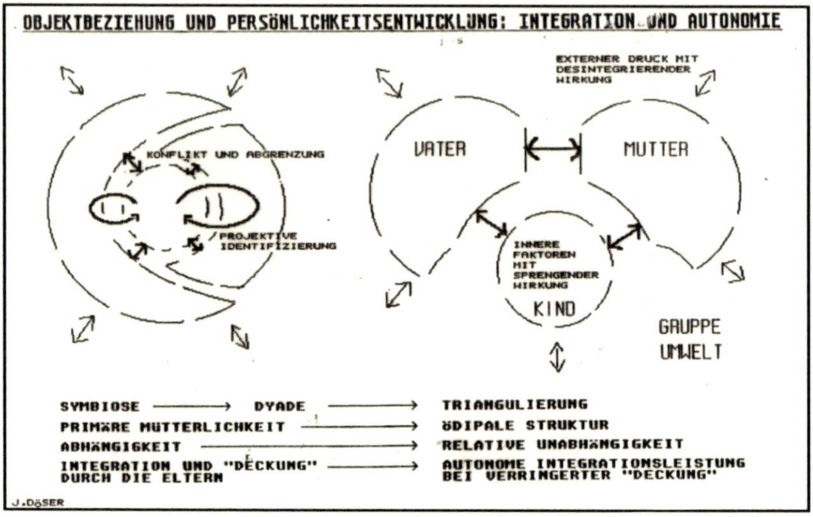

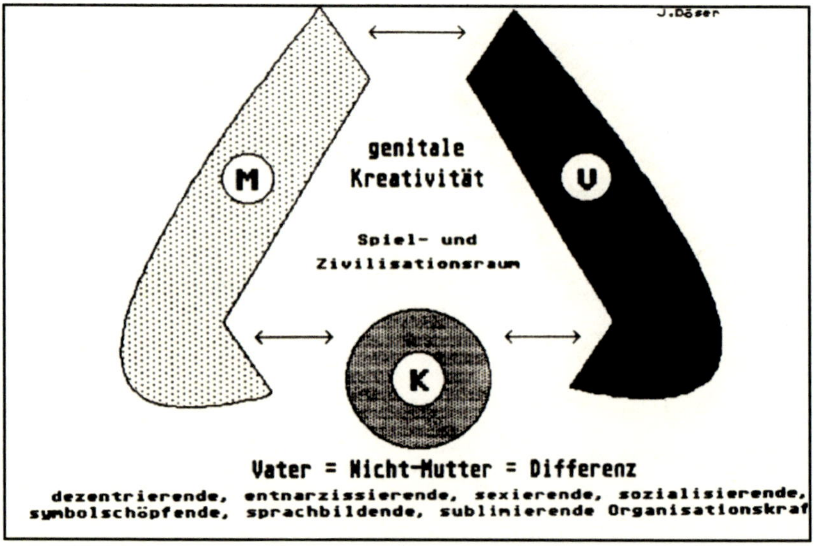

Theweleit (2008) beschrieb die – von mir als tryadisch spezifizierte –Triade als ein »Schwingungsobjekt«, das Versorgungsausfälle begrenzen und kompensieren und zu einem gewissen Grad die Kontinuität der psychischen Prozesse erhalten könne, etwa im Falle einer Überlastung der primären mütterlichen Funktionen. Die Belastungen und sozialen Realitäten des Alltags spielen oft eine andere Musik, und die Wechselfälle im wirklichen Leben, denen wir in der kinder- und jugendpsychiatrischen Praxis begegnen, entsprechen nicht den Modellen idealtypischer Entwicklungsskizzen. Sie eignen sich daher so wenig als Orientierungsmittel, schon gar nicht als normative, wie das »ideale Kind« (Soulé, 1991) dem »realen Kind« eine Zukunft öffnen könnte. Für meine akademische Arbeit waren sie aber eine epistemische Orientierungshilfe beim Versuch, gesunde Entwicklungen besser würdigen und das Verständnis seelischer Störungen und Erkrankungen besser begreifen zu lernen. So sind mir diese Überlegungen unabhängig von den konkreten Verhältnissen hilfreich geworden, das dyadische »psychische System« (Freud, 1911b, S. 232) aus Mutter und Baby immer auch im triadischen Kontext zu denken, auch bei Müttern, die ihr Kind alleine erziehen. Neu ist der Gedanke nicht. Wir lesen bei Jean Paul: »Mütter, seid Väter! Möchte man zurufen und: Väter seid Mütter!« (1807, §79, Position 2415)

Depression im Kindesalter als endokryptische Stimmungsstörung

Die weiteren Überlegungen zur Pathogenese der Depression, die darauf aufbauen, werden dann aber rasch komplex. Gerade im Falle der Depression kommt man schnell zur Erkenntnis, dass die Depression das ganze »System« betrifft. Fast könnte man die Winnicott'sche Formel erweitern: »There is no such thing as a depressed infant without a depressed mother« (Winnicott, 1960, S. 586). Die postpartale Depression bildet dafür ein signifikantes, aufschlussreiches Modell, das wissenschaftlich unterschätzt wird, weil die Folgen verdrängt und verleugnet werden müssen. Es wäre zu einfach, die postpartale Depression mit der Überforderung der Mutter zu erklären. Die Bedeutung und die Funktion des Vaters sollten immer auch mit in Betracht gekommen sein. Auf der folgenden Seite ins Schema gesetzt:

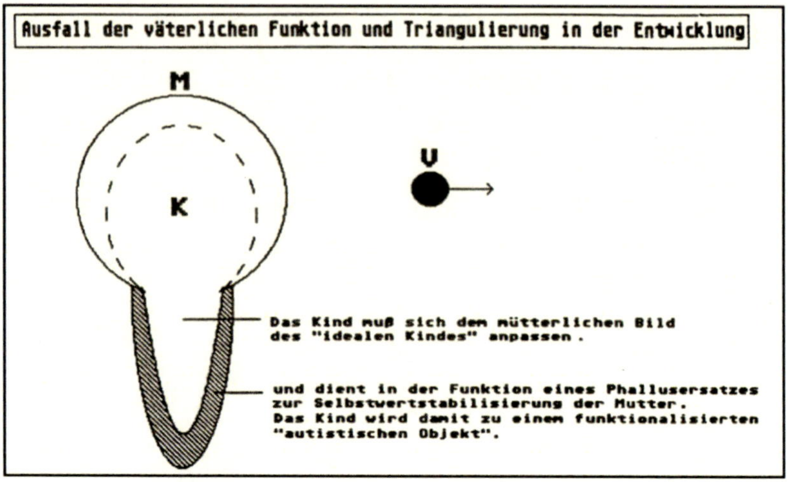

Angela Köhler-Weisker (2023), die zusammen mit ihren psychoanalytischen Kolleginnen die Frankfurter SKEPT-Ambulanz zur Säuglings-Kleinkind-Eltern-Psychotherapie aufgebaut hat, hat 2023 im Psychosozial-Verlag ein Buch zu diesem wichtigen Thema veröffentlicht, das den Erkenntnisstand und die Behandlungsindikationen zusammenfasst. Ich habe ihr auch den Hinweis auf die Schiele-Gemälde zu verdanken. Ich denke, es ist nicht falsch, zu behaupten, dass die frühe Depression unterschätzt wird. Ihr subtiles Weiterwirken bis ins Erwachsenenalter lässt sich in vielen durchschnittlichen Analysesitzungen nachweisen, wenn ihre unauffällige Klinik und Psychogenese nur im Blick behalten werden. Ich würde so weit gehen, zu sagen: Jeder depressive Mensch leidet im Grunde an zwei Depressionen, einer genuin in der eigenen Seele entstandenen und einer transplantierten, übertragenen, und beide verlangen in der psychoanalytischen Behandlung einen je anderen methodischen Umgang. Wie aber tritt die Depression beim Säugling in Erscheinung? Und wie begegnet sie uns in der Psychotherapie von Kindern? Last but not least: Wie können wir sie behandeln?

Zunächst ist bemerkenswert, wie die Depression – und dies unabhängig vom Lebensalter – durch die Veränderung des Blicks in Erscheinung tritt. Der Pariser Kinderpsychosomatiker Leon Kreisler beschrieb diese Veränderung auf dem besagten 8. Biederstein-Symposion (1991, S. 94) so:

> »Einer der vielsagendsten Aspekte der interaktiven Symptomatologie ist der Blick des deprimierten Kindes in seinen zeitlichen Variationen: beeindru-

ckende Festigkeit ohne Lidschlag, fluchtartiges Abwenden, wenn man sich ihm nähert oder es in den Arm nimmt, durchdringender Ausdruck eisiger Wachsamkeit und, einen Augenblick später, Rückkehr zu depressiver, seltsamer, beunruhigender Leere.«

In den Notizen aus meinen damaligen Elterngesprächen in der Kinder- und Jugendpsychiatrie der Essener Landes- und Hochschulklinik fand ich folgende Einträge:

- Mutter über ihre depressive Tochter: »Ich habe mich immer ausgelaugt gefühlt, wenn sie mich angeschaut hat. Es hat mich immer gelähmt. Ich kenn das gut von meiner Mutter. Die hat mich immer so beobachtet.«
- Vater über seinen depressiven Sohn: »Dann hat er so traurig blöde Augen. Dann guckt er so. Dieses Verhalten ist so provozierend, dass es einen zur Weißglut treibt. Wir brauchen Hilfe, um zu vermeiden, dass wir ihm was tun.«
- Mutter über ihren depressiven Sohn: »Er guckt immer mit Dackelaugen, um Mitleid zu erregen, damit er seinen Vorteil erreicht.«
- Eine Familie war vor allem durch den »dunklen Blick der Tochter« belastet, erst in zweiter Linie durch ihre massiven Verhaltensstörungen. Der »dunkle Blick« wurde zum Gradmesser der Familienkonflikte und des Fortschritts der Behandlung.
- Die Botschaft des Blicks erscheint unmissverständlich. Mutter über die Tochter: »Sie hat halt ein Defizit. Und jetzt muss sie gucken. Ich habe immer gedacht, wenn sie guckt, versteht sie was nicht. Ich würde ihr Gucken gleichsetzen mit warten, dass man sich zu ihr wendet. Was mich nervös machte, ist die Erwartung.«

Die Münchner Verhaltensforscher Hanus und Mechthild Papousek bemerken dazu (1986, S. 61), dass beim Menschen im Vergleich zu anderen Arten dem Blickkontakt im Austausch »prosozialer« Verhaltensweisen »eine einzigartige Bedeutung« zukommt: Im glücklichen Falle einer normalen, gesunden Entwicklung bemühen sich die Eltern, »in Blickkontakt mit dem Säugling zu kommen und diesen aufrechtzuerhalten«, als »wüssten [sie] um die Wichtigkeit des Blickkontaktes in der zwischenmenschlichen Kommunikation«.

> »Sie beantworten ihrerseits jeden Blickkontakt des Säuglings regelmäßig mit einer sogenannten ›Grußreaktion‹, d.h. einer leichten Retroflexion

> des Kopfes, erhobenen Augenbrauen und halbgeöffnetem Mund. Durch die Unmittelbarkeit und Regelmäßigkeit der Grußreaktion ermöglichen sie dem Kind, Zusammenhänge zwischen dem eigenen Verhalten und einer bestimmten Konsequenz in seiner Umgebung zu erkennen und darüber Erwartungen auszubilden. Auf diese Weise tragen sie bereits vom Anfang des Lebens auch wesentlich zur Entwicklung der kindlichen Selbstwahrnehmung und seiner Differenzierung von der Umwelt bei« (Papousek & Papousek, 1986, S. 61).

Es war von René Spitz (1987) wohlbedacht, das Zweimonats-Lächeln als »erste aktive, gerichtete und intentionale Verhaltensweise« (ebd., S. 104) und soziale Geste als »blickerwiderndes Lächeln« (ebd., S. 106) zu bezeichnen. Es markiert die ersten Objektwahlen und bildet nach Spitz (ebd., S. 135) den »ersten Organisator« der Persönlichkeit.

Folgendes Porträt von Egon Schiele mit dem Titel *Ausgebrannte Mutter* aus seiner Mutter-Kind-Reihe bringt die depressive Blickveränderung in maximaler Expressivität zur Darstellung:

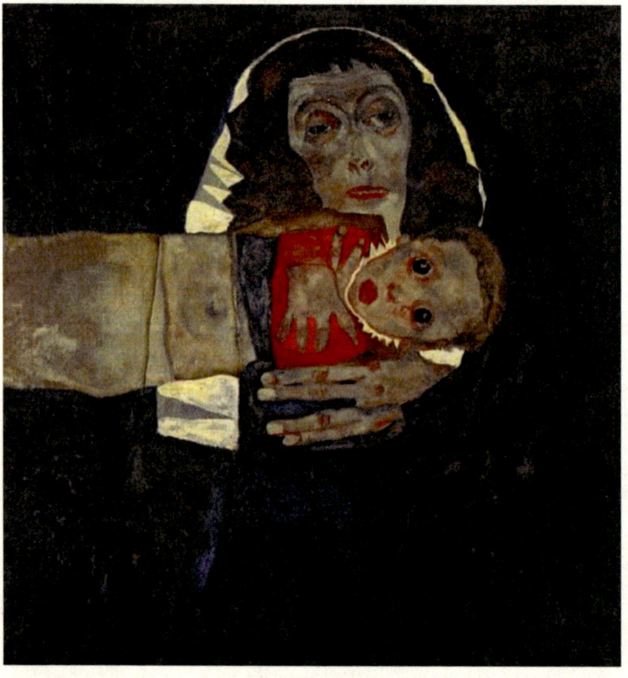

Das Bild lässt ermessen, dass die Depression nicht hinreichend beschrieben wäre als eine Reaktion auf einen unbewussten Verlust, so etwa wie wir die Trauer als eine Antwort auf einen bewussten Verlust begreifen können. Näher kommen wir ihr, wenn wir sie mit Sandler und Joffe (1965) als einen »basalen psychobiologischen Reaktionsmodus« auf eine Funktionseinbuße im Vor- und Unbewussten beschreiben, die so essenziell ist, dass sie zu einem Ich-Versagen führt. Während in der Trauer gemäß Freud (1916–17g, S. 431) die Welt arm und leer geworden ist, wird in der Depression das sich entwickelnde Ich selbst arm und leer und blutet narzisstisch aus. Das Selbstgefühl kommt abhanden und verliert seine steuernde Funktion. Wenn das »attunement« zwischen Mutter und Kind missglückt oder zusammenbricht, kommt das Hintergrundgefühl der Sicherheit (*background of safety,* Sandler, 1961) abhanden und mit ihm die Fähigkeit, zu träumen, die ein bedeutsames Element der Erregungsverarbeitung und des inneren Reizschutzes darstellt. Der Traum verliert quasi seine »Traumleinwand« (*dream screen*; Lewin, 1982). So kann es zu einer »radikalen Entziehung der Besetzung« der inneren Repräsentanzen im »fast physischen Sinne« (Green, 1975, S. 514) kommen, die die psycho-affektiven Funktionen, die autoerotischen Empfindungen, die halluzinatorische Wunscherfüllung und die Funktion der Antizipation blockieren und paralysieren. André Green nannte diesen Zustand »primäre Depression«, um sie von Depressionen, die einem reparativen Zweck dienen – man denke an die depressive Position Melanie Kleins – zu unterscheiden. Die primäre Depression sei – so Green (1975, S. 514) – ein stummer Schrei, hinter dem »der Ruf nach dem Schweigen als Besänftigung stehen«.

Der ängstliche Versuch des deprimierten Kindes, sich mit der depressiven Mutter zu identifizieren, bringt das Kind in eine schwierige Lage, denn die Repräsentanzen, die sich aus dieser Identifizierung ergeben, sind selber nur Schatten, Fassaden, eine schlecht getarnte Wunde, die sich zu keiner Vernarbung zu schließen vermag. Im Zuge solcher Identifizierungen vertauscht das Kind sein vitales Selbst gegen das tote Objekt: eine Ich-Amputation, deren Wundfläche die übertragene Wunde der Mutter darstellt als Zeichen des Nicht-Symbolisierbaren, das jede Trauerarbeit tabuisiert und versagt. So wird im Selbst eine leere inneren Krypta errichtet, die von Generation zu Generation weitergegeben wird, ohne einer Verarbeitung zugänglich zu werden. Abraham und Torok (1986) nannten diesen okkulten, merkwürdigen und befremdlichen Amputations- und Abtötungsvorgang des Ichs in der depressiven Mutter-Kind-Situation »endokryptische Identifikation«.

In einem klinischen Vortrag hat Leon Kreisler 1988 in München hervorgehoben, dass die Säuglingsdepression »den entvitalisierten Kern jeder depressiven Erkrankung des Erwachsenen und des Kindes« bildet (Stork, 1991, S. 88). In Anlehnung an die Klinik der »essentiellen Depression« von Marty (1968, 1980) beschreibt Kreisler die »leere Säuglingsdepression«, die häufig bei Kindern depressiver Mütter zu beobachten ist, wenn sie physisch zwar anwesend sind und auch zur Säuglingspflege operational in der Lage, sich seelisch aber in einer emotional abwesenden und geistig alexithymen Verfassung befinden. Die depressive Versunkenheit der Mutter kann dann zu einer brutalen und pathogenen Veränderung der Interaktion führen, in der eine reiche, glückliche, aktive und lebendige Beziehung durch eine verarmte, kraftlose, tote ersetzt wird und einen Zyklus negativer Transaktionen zwischen zwei depressiven Partnern in Gang setzt, weil die zunehmend entmutigende Apathie des Kindes die Depression der Mutter noch verstärkt und die Mutter sich in ihren depressiven Schuldgefühlen und mütterlichen Fähigkeiten dadurch noch mehr infrage gestellt fühlt. Oft entsteht so ein Teufelskreis der Verdrängung und Verleugnung.

Dies wurde auch empirisch belegt. Eine Studie von Danneberg und Eppel (1980, S. 326) an 232 Kindern der kinderanalytischen Beratungsstelle der Wiener Psychoanalytischen Vereinigung hatte ergeben, dass »gerade die depressiven Tendenzen des Kindes zu den von den Eltern am häufigsten ›übersehenen‹ Symptomen gehören«. Hier nähmen die meisten Eltern zwar noch die Abwehrfolgen wahr, nicht aber das, was abgewehrt wird: die Depression. Kompensierende Hyperstimulation des Kindes (Cramer, 1989, S. 3) und Affektualisierung (Müller-Pozzi, 1985, S. 894) des mütterlichen Umgangs komplizieren die Situation oft zusätzlich. Die Gestimmtheit wird dann von einer Neigung zur dysphorischen Abfälligkeit und Niedergeschlagenheit beherrscht und kann sich in vielen klinischen Formen, in allen Graden und in jedem Entwicklungsalter entlang der Möglichkeiten und Charakteristika der individuellen und kollektiven Psyche manifestieren. Während eine Angst darauf hinweist, dass etwas Schlimmes geschehen wird, zeigt die Depression an, dass etwas Schlimmes geschehen ist.

Die Stimmungsstörung beim depressiven Kind entwickle sich dann – so die Beobachtungen Kreislers – akut oder subakut nach einer vorbereitenden Phase der gesteigerten Trennungsangst: »Es sieht so aus, als ob die Depression die Nachfolge einer Angst antrete, die gewissermaßen durch Überlaufen erschöpft wurde« (Kreisler, 1991, S. 91).

Im klinischen Bild dieser »leeren Säuglingsdepression« (ebd., S. 92) seien immer vier wesentliche Elemente enthalten:

1. Stimmungsatonie: Verlust der Appetenz, des Appetits, sich zu ernähren, zu schauen, zu hören, zu fühlen, das Sensorium auf allen Gebieten zu üben, sich zu bewegen, zu erforschen, zu funktionieren, voranzuschreiten.
2. Motorische Trägheit: dürftige Mimik, Erstarrung, die vor allem den Rumpf und den Ansatz der Extremitäten betrifft, repetitive Bewegungstendenzen, automatische, leere, monotone Gesten, die sich allerdings von den psychotischen Stereotypien und zwanghaften Riten unterscheiden.
3. Interaktive Armut: der depressive Blick mit seinen zeitlichen Variationen wie beeindruckende Festigkeit ohne Lidschlag, fluchtartiges Abwenden bei Annäherung, eisige Wachsamkeit, einen Augenblick später Rückkehr zu seltsamer, beunruhigender Leere.
4. Psychosomatische Verwundbarkeit und Desorganisation: am häufigsten Pharyngitis, Bronchitis, Diarrhöe bis hin zu schweren Formen, die alle Organsysteme betreffen können, Stagnation der Wachstumskurve. Nach Kreislers Erfahrung biete die kinderpsychosomatische Klinik die häufigste Gelegenheit zur Begegnung mit der frühesten Depression.

Vom Schweigen der Sirenen

Es ist vor allem die Hoffnungslosigkeit und Stimmungsatonie im Schrecken der Objektverlassenheit, die den Circulus vitiosus der frühen essenziellen Depression in Gang setzt, wenn die träumerische Bezogenheit der Mutter auf das Kind und damit auch die halluzinatorische Resilienz bzw. die Fähigkeit zur halluzinatorischen Wunscherfüllung des Kindes und mit ihr seine Intentionalität und antizipatorische Lust zusammenbrechen. Und es gehört zu den unerträglichsten Erfahrungen in der psychoanalytischen Arbeit, wenn sich die leere Säuglingsdepression in der ganzen Dimension ihres anaklitischen Elends in der Übertragungsbeziehung zum Analytiker aktualisiert und reproduziert: ob es nun unerfüllbare Wünsche in ihrer imperativen Wucht sind, die über lärmende oder stillschweigende Erwartungen an den Therapeuten Befriedigung fordern, oder ob es ein unheilvolles Schweigen ist, das die Resignation, das Verlieren der Lust am Sein ankündigt. Erst kommen der Aufruhr, das Schreien und die Verzweiflung. Finden sie vergeblich Gehör, wird die Angst über kurz oder lang überlaufen und die kindliche Aktivität und Initiative wandeln sich zum Rückzug, zur Apathie, zum Blick ins Leere, zunächst reversibel, dann für die Dauer. Nicht immer und auch nicht allein können dem Therapeuten seine Methoden helfen. Manchmal sprechen wir von der psychoanalytischen Haltung und Abstinenz wie von jenem Schiffsmast, an den sich Odysseus binden ließ, als er sich der Insel der Sirenen nähert.

Versuchen wir, diese Sinnbilder wie Verkörperungen unerfüllter primärer Wünsche und Erwartungen zu lesen, befinden wir uns in einer denkwürdigen Lage. Wohl erzählt uns Homer (2007, S. 178), dass die Sirenen auf den Knochen verfaulender Körper sitzen, doch von ihrem Gesang erfahren wir nichts. Darf man vermuten, dass ihre Gesänge Heimkunft, Glück und Verheißung versprechen und jeden verzaubern, der sich der Sehnsucht öffnet? Selbst der kampferprobte Odysseus, der listige Fuchs, hätte nichts in der Hand, das ihn vor dieser Verführung und Leidenschaft schützt, außer den kindischen Mittelchen einer »Handvoll Wachs und dem Gebinde Ketten« (Kafka, 1987, S. 305) und der Bereitschaft seiner Männer, ihn festzuschmieden, ihre eigenen Ohren mit Wachs zu verstopfen und derweil das Schiff rudernd auf Kurs zu halten. Nur so glaubte sich Odysseus vor dem Untergang sicher und fuhr im Vertrauen auf seine Maßnahmen auf die Sirenen zu.

»Aber es war in der ganzen Welt bekannt«, sagt dazu Kafka (ebd., S. 304), »dass dies unmöglich helfen konnte. Der Sang der Sirenen durchdrang alles, und die Leidenschaft der Verführten hätte mehr als Ketten und Mast gesprengt.« Was also hört er? Für Kafka (ebd.) bleibt nur die Antwort: »Nichts.« Die Sirenen schweigen. Beim Blick in sein Gesicht mussten die Sirenen erkennen, dass Odysseus in seinem Überlegenheitsgefühl an nichts anderes denken konnte als an seine Mittelchen aus Ohrstöpseln und Fixateuren und taub war für ihren Gesang. »Nun haben die Sirenen eine noch schrecklichere Waffe als den Gesang«, so Kafka (ebd., S. 305), »nämlich ihr Schweigen«, dem »nichts Irdisches widerstehen kann«. Odysseus aber »hörte ihr Schweigen nicht«, weil »er glaubte, sie sängen« (ebd.). Er sah zwar, wie sie sich streckten und wanden, aber »an seinen in die Ferne gerichteten Blicken« glitt alles ab. (ebd.) »Die Sirenen verschwanden förmlich vor seiner Entschlossenheit, und gerade als er ihnen am nächsten war, wusste er nichts mehr von ihnen.« (ebd.) Sie ihrerseits blieben stumm. »Sie wollten nicht mehr verführen, nur noch den Abglanz vom großen Augenpaar des Odysseus wollten sie so lange als möglich erhaschen. Hätten die Sirenen Bewusstsein, sie wären damals vernichtet worden. So aber blieben sie, nur Odysseus ist ihnen entgangen.« (ebd.) »Vielleicht«, so Kafka, habe er »wirklich gemerkt, dass die Sirenen schwiegen, und hat ihnen und den Göttern den obigen Scheinvorgang nur gewissermaßen als Schild entgegengehalten.« (ebd.) Am Ende lässt Kafka die Frage seiner Parabel offen, aber ihre Essenz spiegelt auf großartige Weise die Druckwellen wider, denen der Psychoanalytiker bei der Behandlung eines depressiven Kindes ausgesetzt ist und gibt einen Begriff von der unausweichlichen Verlockung, sich dem verzweifelten Wunsch und Begehren des Kindes zu verschließen und taub zu werden gegenüber der Not, in der es sich befindet.

Wenn alles zu spät ist ...

Das folgende Fallbeispiel zeigt sehr anschaulich, wie leicht es Therapeut*innen widerfahren kann, dem Übertragungsgeschehen »auf den Leim« zu gehen und Opfer der eigenen Abwehr zu werden: Schon die erste Kontaktaufnahme hatte mit großem Druck und einer Hilflosigkeit begonnen. Die Mutter hatte mit hörbarer Verzweiflung in ihrer Stimme ihre dringende Bitte um Rückruf auf dem Anrufbeantworter hinterlassen und mir meine Telefonnummer statt der ihren auf Band gesprochen. Was blieb mir übrig, als den Druck, den ich spürte, ohnmächtig hinzunehmen?! In die ersten beiden Gespräche kommt die Mutter allein, schwarz wie eine Witwe, angefüllt mit Groll, Rache und bitterster Kränkung. Ihr Mann habe sich in ihre beste Freundin verliebt und sei nun zu ihr gezogen. Sie sei voller Sorge um ihren 11-jährigen Sohn. Der ältere sei 16 Jahre alt. Mit dem habe sie immer schon Probleme gehabt, aber der richte alles aggressiv nach außen. Um Andy aber habe sie Angst, weil er sensibler sei und sich nur zurückziehe. Er habe sich seit dem Auszug des Vaters verändert. Beim Kofferpacken habe er sich weinend ans Bein seines Vaters geklammert, habe mit Gewalt weggerissen werden müssen, verweigere seitdem den Schulbesuch. Am Telefon habe er zum Vater gesagt: »*Wenn du nicht wiederkommst, muss ich sterben.*« Auch ihr, der Mutter, gegenüber habe er wiederholt geäußert, nicht mehr leben zu wollen, und ihr damit Angst bereitet. Immer wenn sie weine, werde Andy unerträglich und ziehe ihr mit seinen Händen die Mundwinkel hoch. Sie komme mit ihren eigenen Aggressionen nicht mehr zurecht, verliere oft die Fassung und es sei schon ein paar Mal passiert, dass sie Andy geschlagen habe. Wäre ihr Mann bei einem Unfall ums Leben gekommen, hätte sie das eher verkraftet als dies. Vor ihrer Verwandtschaft und Bekanntschaft fühle sie sich zutiefst beschämt.

Beim ersten gemeinsamen Gespräch wirken Mutter und Sohn wie vor den Kopf gestoßen und schon im Anblick vermitteln sie eine so unsägliche und sprachlose Trauer, dass ich einen Kloß im Hals bekomme. Vor mir sehe ich ein völlig hilfloses, entwertetes, depressives Paar. Andy war kraftlos im Sessel versunken. Seine Fingernägel sind bis zur Haut abgenagt. Er sagt, er sei immer nur müde und schreibe schlechte Noten. Die Deutschlehrerin erkläre nichts richtig und nehme schon den Stoff der nächsten Klasse durch. Mir fällt auf, dass er minderwüchsig ist. Er habe an nichts mehr Spaß. Auf meine Frage, seit wann er seinen Spaß verloren habe, antwortet er: »Seit Mama die Tanne im Garten gefällt hat.« Die Mutter erklärt dazu, dass ihr der Garten seit dem Weggang des Mannes zu dunkel geworden sei. Ich sage zu Andy, dass ich verstehen könne, wie schwer das jetzt für ihn und seine Mutter sei, und ich könne gut verstehen, dass er darunter leide, nichts mehr hinzukriegen und nicht mehr so gut zu sein wie früher. Aber er habe eine intelligente Mutter, die sich Gedanken mache, wie es jetzt weitergehe und auch selber Hilfe hole. Ob er auch Hilfe wolle? Er willigt dann ein, wird etwas munterer und verrät, dass er ein neues Fahrrad habe, mit 24 Gängen und guten Bremsen. Ich sage ihm, dass das eine gute Ausstattung auch für eine Therapie sei. Die Bremsen höre ich quietschen, als er zum ersten Termin alleine kommt. Ich bewundere zuallererst sein neues Fahrrad und wir schauen alle Teile in Ruhe vor der Haustür an. Inmitten all seines Unglücks ist dies eine tolle und tröstliche Sache für ihn und ich denke, so ein Fahrrad bringt weiter und es ist ein Vergnügen, es gut zu beherrschen, vor allem wenn man so sehr darunter leidet, dass man auf die Menschen, von denen man abhängt, keinen Einfluss nehmen kann.

In der ersten Sitzung präsentiert sich Andy als waches Bürschchen mit klugem Verstand und mit Schlagfertigkeit. In etwas altkluger Manier erklärt er mir zu meiner Verblüffung, ich sei wohl so einer wie Sigmund Freud, der einem die Träume erklären könne. Er hätte auch einen Traum gehabt. Ob ich wolle, dass er ihn mir erzähle? Ich bin gerührt und verdutzt über so einen fulminanten Beginn und bejahe.

Hier sein Traum, der ganz ohne Zweifel die Qualität eines Initialtraumes hat und der als Hintergrundmusik unsere weitere Arbeit begleitete:

»Ich mach mit meinem Freund, der auf dem angrenzenden Grundstück wohnte, eine Falle: So ein Loch, wo unten ein Gasfeuerzeug liegt und trockene Blätter darüber. Über einen Baumast, über dem Loch, habe ich ein Seil gelegt, wo an beiden Enden ein Stein befestigt ist. Wenn jemand daran stößt, reißt der Faden, und ein Stein schlägt in das Loch hinein, sodass das Feuerzeug explodiert. Ich gehe mit meinem Freund unter eine Tanne in der Nähe. Ich habe Streichhölzchen dabei. Eines fällt auf den Boden. Da fängt das Laub an zu brennen. Ich kann es nicht löschen. Das Feuer geht ganz schnell zur Falle, und das Gas explodiert. Auch das Haus fängt an zu brennen. Ich renne ganz schnell die Treppe hoch, will Hilfe holen. Da steht oben ein Feuerwehrmann. Er sieht aus wie mein Papa. Nur dass er einen Bart hat wie ein Nikolaus. Er hebt den Zeigefinger und sagt: Jetzt ist es zu spät.«

Diese gewaltige, vielschichtige Feuer-Ouvertüre überrascht mich auf eine Weise, dass ich erst einmal große Augen mache und mir Zeit zum Nachdenken wünsche. Bringt er mit dem Traum etwas mit, um mir zu imponieren? Es ist anzunehmen, dass er mir mit dem Traum zugleich etwas Signifikantes mitteilt über eine innere Not, die ihn selber verwirrt und erschreckt. Aus den Gesprächen mit der Mutter und aus dem Erstinterview wusste ich von seinem besten Freund Berti: Er ist der Sohn von der neuen Freundin des Vaters. Ich bräuchte hier etwas Platz zur Besinnung, da platzt Andy schon mit einer weiteren Frage hervor: Ob ich denn ein Foto von Sigmund Freud hätte? Er wolle wissen, wie er aussehe! Was er mit dieser Frage in mir induziert, ist schwer zu beschreiben. Einerseits kommt mir das Ganze etwas altklug und liebedienerisch vor. Andererseits bin ich angerührt. Im düsteren Nachklang des vorausgehenden Gesprächs und des Unheils der Familie fühle ich mich immer noch lädiert und in Sorge, wie sich diese bleiern-ohnmächtige Situation entwickeln wird, in der doch alle Lebensfreude unter lähmender Depression erloschen scheint. Umso mehr freut mich nun aber seine Lebendigkeit, Pfiffigkeit und Neugier. Seine Neugier erinnerte mich an meine eigene Lust, zu wissen, und ich denke beiläufig an meine Kindheit zurück, als mir meine geliebte Patentante zum Schulbeginn ein Kinderlexikon geschenkt hat mit dem Titel: »Mehr wissen von der bunten Welt.« Ich erinnere mich genau, welches Vergnügen es mir bereitet hat, darin herumzustöbern. Die Ergründung dieser Affektlage ist mir deshalb wichtig, weil es Andy mit seiner Frage nach dem Bild von Freud tatsächlich gelungen ist, mich meine Rolle als Analytiker vergessen zu lassen.

Im Nachhinein betrachtet hatte mir Andy mit seinem Initialtraum eine seltene Chance zugespielt. Dieser inhaltlich komplexe, emotional dichte und in seinen Zusammenhängen tiefgründige Traum hätte mich erinnern können an Freuds Arbeit *Zur Gewinnung des Feuers* (1932a), die ich schon öfters studiert habe und die doch so sehr ermutigt, den schöpferischen Funken nicht ängstlich zu löschen wie die enuretischen Jungs in der Nacht, wenn ihre genitalen Regungen erwachen. Ich hätte mit ein wenig Aufwand an Fantasie die naheliegende Idee aufnehmen können, dass der Junge mit den beiden Steinen, die miteinander verbunden sind und am Ast hängen, die innerlich erstarrten Eltern zu verorten versucht und sich mit der Lebenstatsache auseinandersetzt, dass sie ihrerseits, um mit Wilhelm Busch zu reden, wie die Hühner am langen, dürren Ast ihrer Lebensschicksale hangen. Ich hätte den Traum als Symptom eines Jungen sehen können, der in seinen überforderten Eltern das Containment für seine Affekte verloren hat, nunmehr seine Aggression gegen sich wendet und schuldhaft verarbeitet. Und schließlich hätte ich daraus eine Deutung ableiten können, am besten eine ungesättigte, flankierende, schwache in der Art: »Vielleicht willst du wissen, ob du auch einmal so ein kluger und berühmter Mann werden und herausfinden kannst, was in der eigenen Seele los ist!«

Stattdessen verließ ich meinen Platz im Behandlungszimmer, um ihm ein Bild von Freud zu holen! Im Nachhinein handelt es sich um ein entlastendes Agieren in einer Situation der Verführung: Ich stand unter dem Eindruck des depressiven Schocks und des Anlehnungswunsches dieses Jungen und meiner erleichterten Freude, dass sein neugieriges Wünschen so lebendig geblieben ist. Erst mit hinreichendem Abstand wurde mir klar, dass ich – aus psychoanalytischem Blickwinkel – symbolisch in die Falle gegangen war. So oft ich auch über die Bedeutung der Abstinenz nachgedacht habe, so sinnfällig mir auch die analytische Regel erscheint, dem Patienten die Befriedigung seiner Wünsche zu versagen und vorsichtig zu sein mit der Übernahme der Rolle, die dieser unbewusst dem Analytiker aufdrängt, so klar mir der Unterschied ist zwischen der analytischen Versagung der Wunscherfüllung und der melancholischen Gewalt gegen das wünschende Subjekt und so plausibel die Notwendigkeit, die in der Neugier freigesetzte libidinöse Energie auf die analytische Situation zu übertragen und sie dynamisch auf das Denken zu lenken, damit das Verlangen in der Behandlung erhalten bleibt: All dieses Wissen hat nichts genutzt! Es ist, wie ein süddeutsches Sprichwort sagt: »Der Teufel ist ein Eichhörnle.« Denn mit dem plumpen Präsentieren von Freuds Konterfei anstelle einer entwicklungsstimulierenden Deutung habe ich uns erheblich die bevorstehende Tour vermasselt. Andys Reaktion auf meine Abstinenzüberschreitung war dann auch nicht anders, als es Freud (1915a) mit der Wurst beschrieb, die man ins Hunderennen wirft: Der Kick Andys erlosch, sein anfänglich hochgespanntes Interesse erfuhr einen deutlichen Knick und ich spürte, dass ich meine Gelegenheit, als Analytiker günstige Autorität zu gewinnen, gründlich verspielt hatte. Und so war ich, wie ich zeigen will, im Weiteren auf den mühseligen Acker des psychotherapeutischen Regulierens, Schadensbegrenzens und Scherbenräumens zurückgeworfen.

Selbstverständlich, aber mehr aus Verlegenheit, fragte ich den Rest der Stunde, was ihm zum Traum denn so einfällt, und Andy war erst mal brav und sagte dies und das. Interessant sind aus nachträglicher Sicht seine Einfälle aber dennoch, wenn man sie liest im Sinne eines unbewussten Kommentars des Jungen auf den Analytiker-in-der-Übertragung, an dessen Job und an dessen kameradschaftlicher und väterlicher Unterstützung der misstrauische Junge mit maximal ausgefahrenen Antennen und hellsichtiger Intuition Zweifel anmeldet. Zum Thema »Kameradschaft« lässt er mich wissen: Er und Berti seien früher gute Freunde gewesen und auch immer zusammen in den Urlaub gefahren. Seit die Eltern aber auseinander sind, mache sich der Berti über ihn lustig und hänsele ihn. Einmal hätte Berti zu ihm gesagt, dass er jetzt zwei Väter hätte. Sie hätten sich darum geprügelt. Berti hätte andererseits allerdings auch gemeint, dass das doch doof sei, was die Eltern machen. Man könne jetzt auch nicht mehr zusammen in Urlaub fahren. Dann sagt er: »Ich glaube, dass der Papa seine Freundin als neues Spielzeug braucht. Das ist wahrscheinlich so, wie wenn ich ein neues Spielzeug habe. Das wird mir nach einer Weile langweilig.« Und weiter: »Der Vater geht im Nebel. Der Weg zur Freundin war ihm klar. Der Weg zu Mama ist nebelig. Da findet er nicht mehr zurück.« In der Bilanz bedeutet das: Sein Kindheitsfreund ist ihm nicht wirklich treu geblieben und sein Vater, der es besser wissen müsste, hat versagt.

Auch mir als analytischem Begleiter bzw. orientierungsgebendem Analytiker war es nicht gelungen, meiner Rolle in der Abstinenz zu entsprechen. Ich bin gewissermaßen in die Wunschfalle getappt, die Andy unbewusst aufgestellt hat. Auf der Ebene des Unbewussten muss ich daher sein im Traum enthaltenes Selbstbild bekräftigt haben, ein Fallensteller zu sein. Es ist anzunehmen, dass die unbewussten Schuldgefühle Andys dadurch zugenommen haben und so auch jenes erwünschte Gefühl der Erleichterung durch das Gespräch, von dem Melanie Klein so oft berichtet hat, nicht zustande kommen konnte.

In den weiteren Sitzungen stellte sich sehr rasch ein typisches Muster ein, das ich als eine unbewusste Wiederholung der Initialtraumszene bewerte, die sich durch meinen Resonanzausfall auf seine unbewusste Botschaft in eine Initialtrauma-Szene im Sinne einer Mikro-Retraumatisierung verkehrt hatte: Denn regelmäßig überraschte mich Andy gleich an der Tür mit Einfällen, von denen ich nur erahnen kann, dass sie wichtige und unbewusste Themen enthalten: »Boah! Ich hatte grad ne Vollbremsung hingelegt, fast hätt's mich reingedonnert. Da war ne alte Frau, die war stinksauer! Sie hat mir mit dem Stock gedroht! Da war so ne lange Eisenspitze dran.« Noch bevor es mir dann aber gelingt, mir klar zu machen, was sein Erlebnis bedeutet (zum Beispiel: alte Frau <> Mutterhexe; sein Wunsch, sie über den Haufen zu fahren; seine Angst, vom väterlichen Penis aufgespießt zu werden; der Schrecken, diese Situation alleine bewältigen zu müssen), sitzt er schon ungeduldig am Tisch, gähnt, schaukelt mit den Beinen und wird nach kurzer Zeit provokativ und aggressiv und in Grunde resigniert. Der Satz »Jetzt ist es zu spät« aus dem Traum könnte auch und vor allem für Andys »entflammten Vater« gelten: Für ihn war es zu spät geworden, die Adoleszenz nachzuholen. Er hat sie seinen Söhnen durch den Zusammenbruch der Familie weggenommen, als deren Triebleben »aufzuflammen« begann, statt ihnen bei der Bewältigung dieser Lebensphase zur Seite zu stehen. Er hat seine Söhne im Stich gelassen. Vielleicht gilt der Satz »Jetzt ist es zu spät« aber auch für das Paar – wäre es besser gewesen, sie hätten früher erkannt, dass sie nicht zueinander gepasst haben und nie zueinander passen würden? Die Fragen sind verständlich, aber müßig.

In der Therapie erschien mir der Junge in diesen sich ritualartig wiederholenden Situationen dermaßen enttäuscht und deprimiert, so angefüllt von sprachlosen Empfindungen aus Schmerz, Scham und Schuld und zugleich so verschlossen und verbarrikadiert, dass es immer wieder aussichtslos und vergeblich erschien, noch einen Zugang zu seinem unbewussten Erleben erhoffen zu können. Regelmäßig bezichtigte er sich dann auch als einen Loser, einen Versager, ein Nichts, eine Null und mitschuldig am Auszug des Vaters. Seine beharrlichen Provokationen und meine Sorge, dass ich diesen Patienten nach kurzer Zeit verlieren werde und er die Therapie genauso entwertet wie sein älterer Bruder und seine Mutter ihre gescheiterten und frustranen Therapieversuche, wurden verlässliche Dauerbegleiter der Behandlung: Reden sei Blabla, bringe nichts und helfen könne ich ihm eh nicht. Wer weiß, wie die Therapie verlaufen wäre, wenn es mir in dieser ersten signifikanten Chance tatsächlich gelungen wäre, Analytiker zu bleiben. So aber musste ich mich in der psychotherapeutischen Motivations-Kunst üben, mit welchen Mitteln ich für die therapeutische Situation immer wieder Interesse erwecken könnte, um eben nicht der Resignation und ein Ressentiment das letzte Wort zu überlassen. Ob es wirklich ein Fehler war, Andy das Freud-Bild zu zeigen, wurde unter meinen Kollegen kontrovers diskutiert. Es gab auch andere Stimmen, die diesen Handlungsdialog als wichtig und strukturgebend empfanden.

Aus meiner methodischen Unaufmerksamkeit konnte ich allerdings eine doppelte Lektion mitnehmen: Zum einen, dass man als Therapeut*in gut daran tut, die unbewusste Intelligenz des Kindes niemals zu unterschätzen, erst recht nicht in ihrer Dichte und Geschwindigkeit. Damit Schritt zu halten, ist eine beträchtliche Herausforderung in jeder Kinderanalyse. Zum anderen besteht die Notwendigkeit, die Regeln für den Analytiker, welche sich in der Erwachsenenanalyse als sinnfällig erwiesen haben, in der Kinderanalyse noch sorgfältiger zu beachten, unabhängig von der kindlichen Besonderheit, zwischen der symbolischen Welt der Dinge und der Welt der Worte mit Leichtigkeit hin und her zu wechseln.

Für die Psychotherapie depressiver Pathologien und ihrer Behandlungsprognose scheint mir im Hinblick auf die emotionale Bodenlosigkeit, in die man notgedrungen mit hineinstürzt, zudem die Frage entscheidend, inwieweit eine Bereitschaft aufrechterhalten werden kann und zwar unter allen Umständen und besonders in den misslingenden Strecken der Behandlung, eine verlässliche libidinöse Besetzung und unbeirrbare gleichschwebende *Holding function* im Sinne des Bion'schen »Containments« aufrechtzuerhalten.

Im unausweichlichen Schwindel der konsensuellen Übertragung wird dabei die Zerfallsfähigkeit des analytischen Denkens hart auf die Probe gestellt, nicht anders vielleicht als in der poetischen Tätigkeit, von der Rilke (1974) sagte: »Uns erfüllts. Wir ordnens. Es zerfällt. Wir ordnens wieder und zerfallen selbst« oder in den Worten von Elias (1986): »Du läßt dich fallen und du fällst ins Leere. Du läßt dich fallen und du fängst dich auf.« Für die analytische Einstellung kann es prozessentscheidend sein, wie stabil sich die Zuversicht gegenüber dem Entwicklungsprozess des Kindes erweist, die wiederum geboren wird aus der Zuversicht des Analytikers gegenüber seinem eigenen Lernen durch Erfahrung (Bion, 1990) und durch Fehler (Casement, 2002). Wenn dies gelingt, d. h. wenn ein psychoanalytischer Prozess hinreichende Geistesgegenwart, Konzentration und gleichschwebende Aufmerksamkeit mobilisieren kann und sich der Schnelligkeit des kindlichen Denkens und seiner Nähe zum Unbewussten gewachsen erweist, scheint mir die Annahme berechtigt, dass die anti-depressive Wirkung des psychoanalytischen Prozesses die neutralisierenden pharmakologischen Effekte ergänzen und übertreffen kann: als »luzides Gegen-Depressivum« (Kristeva, 2007, S. 33), das auf die »sublimatorischen Lösungen« setzt und die »denkerischen Möglichkeiten des Subjekts verstärkt« (ebd.). Im Durcharbeiten der negativen Übertragungen können die Erogenität des Erlebens wiederbelebt, unsere Einbildungskraft und Erfindungsfreude stimuliert und das regenerative Gleichgewicht wiedergefunden werden. Dies setzt voraus, dass eine lebendige und persönliche Sprache entstehen kann, die tiefe Übereinstimmung ermöglicht und in der Lage ist, dem Wunsch seine ursprüngliche Bedeutung zurückzugeben als eine Quelle von »Sinn« und »Kraft« (Ricoeur, 1974).

Halluzinatorische Fähigkeit und primäre Kreativität

Die für mich vielleicht wichtigste Frage, die aus den Biederstein-Symposien nachhallt, lautet: »Wann beginnt das Menschenkind zu halluzinieren und zu träumen, zu fantasieren und zu antizipieren, was unterstützt diese Fähigkeit und was verhindert sie?«

Der amerikanische Psychoanalytiker Whitebook (2023) hat auf der Frühjahrstagung der DPV in Heidelberg das »Halluzinieren-Können« des Babys als eine Errungenschaft aus dem gelungenen frühen Wechselspiel mit der Mutter im Stillvorgang abgeleitet. Die Fähigkeit, zu halluzinieren, sei nicht von Anfang an vorhanden. Es ist anzunehmen, dass sie pränatal vorbereitet wird, aber postnatal braucht sie hinreichend »Material« aus gelungenen Befriedigungserlebnissen mit einer hinreichend einfühlsamen Mutter, bevor der Säugling im Wartezustand mithilfe der Halluzination der Brust den Spannungszuwachs und Aufschub der Still-Befriedigung immer besser ertragen lernt und dabei eine Fähigkeit erwirbt, die Winnicott (1988, S. 164) mit dem Begriff der »Primären Kreativität« gekennzeichnet hat. Der Säugling braucht diese Fähigkeit, wenn sich die Mutter aus ihrer primären Angepasstheit an ihn wieder löst. So gesehen, können wir die halluzinatorischen Fähigkeiten zu den regenerativen und analgetischen Kräften zählen, die auch an den suggestiven Heilwirkungen der Placebo-Antwort Anteil haben. Wenn es einigermaßen gut geht, mündet die kindliche Entwicklung in ein »schöpferisches Leben« (Winnicott, 1988, S. 164), das sich zur Selbststabilisierung jene Magie bewahren kann, »die keine Psychose« (Abram, 2018, S. 211) ist, aber dem Sein einen gewissen Zauber verleiht, der uns zum Empfinden der Lebendigkeit befähigt und uns mit dem Sinngefühl eines befriedigenden Alltags und psychosomatischen Wohlgefühls ausstattet.

Ich komme zum Schluss noch einmal zu den Biederstein-Symposien zurück. »Gedankendürre« (Stork, 1987) war deren Sache nicht. Unvergesslich die Party-Empfänge danach: ein Höhepunkt für mich Jean Gilliberts spontane Rezitationen aus Baudelaires *Les Fleurs du Mal* (1986). Leider habe ich Jean Gilliberts Vortrag »Poesie wozu?« nicht mehr finden können, nur noch fragmentarische und nachträglich collagierte Notizen aus dem Zettelkasten. Jean Gillibert (1925–2014) war ein französischer Psychiater, Psychoanalytiker, Dichter, Übersetzer, Dramatiker und Theaterregisseur. Keiner seiner zahlreichen Aufsätze und keines seiner Bücher wurde bislang auf Deutsch übersetzt. So dachte ich, wäre es angemessen, mit einigen Passagen seines verlorenen Vortrags und der Frage, was die Poesie, der Mythos und die Psychoanalyse gemeinsam haben, meine Erinnerungen zu beenden, wobei ich um Nachsicht bitten muss, in meinen Aufzeichnungen nicht mehr unterscheiden zu können, was Zitat war, was Kommentar und was die eigenen Gedanken:

> Sprache der Psychoanalyse, Sprache der Poesie: Sprache des inneren Exils.
> Unfähig sind wir zum Verzicht.
> Traum und Poesie als Botschafter der Ausgestoßenen.
> Sobald wir gewahr werden, dass wir nichts besitzen, gibt es Poesie.
> Labyrinthe sind unsere Seelen.
> Am Tage wandern wir zwischen den Steinen und rudern hinaus und hinauf in der Nacht.
> Dichter und Kranke –
> Träumer am helllichten Tag.
> Ihr Ich trägt einen majestätischen Zug.
> Das Gewohnte schlägt fehl. Gelöst. Aufgelöst. Erlöst?
> Der Tag des Unbewussten ist jung und alles Blut innen.
> Die Nacht des Bewusstseins aber ist alt und die Welt schwarz von Blut.

Eines der Baudelaire-Gedichte, die Jean Gillibert vortrug, hat den Titel: *A une passante. An eine, die vorüberging* (Baudelaire, 1986, S. 199). Anstelle eines Resümees will ich meine Erinnerungen mit den letzten beiden Strophen dieses Gedichts beenden. Sie seien den Sirenen, den schreienden und still gewordenen Säuglingen gewidmet:

> Ein Blitz … und dann die Nacht! – Flüchtige Schönheit, von
> Deren Blick ich plötzlich neu geboren war, soll ich dich in der Ewigkeit erst wiedersehen?
>
> Anderswo, sehr weit von hier! Zu spät! Niemals vielleicht! Denn
> Ich weiß nicht, wohin du enteilst, du kennst den Weg nicht, den ich gehe, o du, die ich geliebt hätte, o du die es wußte!
>
> Un éclair … puis la nuit! – Fugitive beauté
> Dont le regard m'a fait renaître,
> Ne te verrai-je plus que dans l'éternité?
>
> Ailleurs, bien loin d'ici! Trop tard! Jamais peut-être!
> Car j'ignore où tu fuis, tu ne sais où je vais,
> O toi que j'eusse aimée, ô toi qui le savais!

Literatur

Abraham, N. & Torok, M. (1986). Das verlorengegangene Objekt, Ich. Anmerkungen zur endokryptischen Idenfikation. In Psychoanalytisches Seminar Zürich (Hrsg.), *Sexualität* (S. 61–87). Syndikat.

Abram, J. (2018). *The Language of Winnicott. A Dictionary of Winnicott's Use of Words* (2. Auflage). Routledge.

Baudelaire, C. (1986). *Die Blumen des Bösen. Les Fleurs du Mal*. DTV.

Bion, W.R. (1990). *Lernen durch Erfahrung*. Suhrkamp.

Casement, P.J. (2002). *Learning from our Mistakes. Beyond Dogma in Psychoanalysis and Psychotherapy*. Brunner-Routledge.

Cramer, B. (1989). Studie zur Interaktion. Der Beitrag der Eltern zur Psychopathologie des Säuglings. In J. Stork (Hrsg.), *Neue Wege im Verständnis der allerfrühesten Entwicklung des Kindes. Erkenntnisse der Psychopathologie des Säuglingsalters* (Biedersteiner Beiträge 1, S. 219–233). Frommann-Holzboog.

Danneberg, E. & Eppel, H. (1980). Die Bedeutung von Abwehr und Widerstand der Eltern für die psychoanalytische Behandlung von Kindern. *Psyche Zeitschrift für Psychoanalyse, 44,* 317–388.

Elias, N. (1986). *Über die Einsamkeit der Sterbenden in unseren Tagen*. Suhrkamp.

Ferenczi, S. (1984). Die Anpassung der Familie an das Kind. In ders. (Hrsg.) *Bausteine zur Psychoanalyse* (Band III, S. 347–366). Ullstein.

Freud, S. (1911b). *Formulierungen über zwei Prinzipien des psychischen Geschehens.* GW VIII, 230–238.

Freud, S. (1915a 1914). *Bemerkungen über die Übertragungsliebe. Weitere Ratschläge zur Technik der Psychoanalyse III.* GW X, 306–321.

Freud, S. (1916–1917g). *Trauer und Melancholie.* GW X, 428–446.

Freud, S. (1926d). *Hemmung, Symptom und Angst.* G.W. XIV, 111–205.

Freud, S. (1930a). *Das Unbehagen in der Kultur.* G.W. XIV. 419–505.

Freud, S. (1932a). *Zur Gewinnung des Feuers.* GW XVI, 3–9.

Goethe, J.W. v. (1971). *Faust II.* Reclam.

Green, A. (1975). Analytiker, Symbolisierung und Abwesenheit im Rahmen der analytischen Situation. *Psyche Zeitschrift für Psychoanalyse, 39*, 503-541.

Grunberger, B. (1987). Von der Monade zur Perversion. Eine Modalität der Vermeidung des Ödipuskomplexes. In Stork, J. (Hrsg.), *Über die Ursprünge des Ödipuskomplexes. Versuch einer Bestandsaufnahme. 6. Symposion der Poliklinik für Kinder- und Jugendpsychotherapie der Technischen Universität München* (S. 121–141). Frommann-Holzboog.

Homer (2007). *Die Odyssee.* Manesse Verlag.

Kafka, F. (1987). *Sämtliche Erzählungen.* Fischer.

Köhler-Weisker, A. (2023). *Postpartale Depression. Ein psychoanalytisches Modell zur Co-Therapie von Mutter und Kind.* Psychosozial-Verlag.

Kreisler, L. (1991). Die Depression des Säuglings. Klinische Erläuterungen. Theoretische Vorschläge. In J. Stork (Hrsg.), *Neue Wege im Verständnis der allerfrühesten Entwicklung des Kindes. Erkenntnisse der Psychopathologie des Säuglingsalters. 8. Symposion der Poliklinik für Kinder- und Jugendpsychotherapie der Technischen Universität München (*Biedersteiner Beiträge 1, S. 87–105). Frommann-Holzboog.

Kristeva, J. (2007). *Schwarze Sonne. Depression und Melancholie.* Brandes & Apsel.

Lewin, B. (1982). *Das Hochgefühl.* Suhrkamp.

Marty, P. (1968). La dépression essentielle. *Revue francaise de Psychanalyse, 32*(2), 595–598.

Marty, P. (1980). *L'ordre psychosomatique.* Payot.

Müller-Pozzi, H. (1985). Identifikation und Konflikt. Die Angst vor Liebesverlust und der Verzicht auf Identifikation. *Psyche Zeitschrift für Psychoanalyse, 39*, 877–904.

Papousek, H., Papousek, M. & Giese, R. (1986). Neue wissenschaftliche Ansätze zum Verständnis der Mutter-Kind-Beziehung. In J. Stork (Hrsg.), *Zur Psychologie und Psychopathologie des Säuglings – neue Ergebnisse in der psychoanalytischen Reflexion. 3. Symposion der Poliklinik für Kinder- und Jugendpsychotherapie der Technischen Universität München* (S. 53–71). Frommann-Holzboog.

Paul, J. (1807). *Levana oder Erziehlehre.* Kindl-Ausgabe.

Portmann, A. (1960). *Zoologie und das neue Bild des Menschen.* Rowohlt.

Ricoeur, P. (1974). *Die Interpretation.* Suhrkamp.

Rilke, R.M. (1974). *Duineser Elegien. Die Sonette des Orpheus.* Insel.

Sandler, J. (1961). Sicherheitsgefühl und Wahrnehmungsvorgang. The background of safety. *The International Journal of Psychoanalyse, 41*, 352–356.

Sandler, J. & Joffe, W.G. (1965). Zur Depression im Kindesalter. *Psyche Zeitschrift für Psychoanalyse, 34*, 413–429.

Soulé, M. (1991). Das Kind im Kopf: Das imaginäre Kind. Sein strukturierender Wert im Austausch zwischen Mutter und Kind. In J. Stork (Hrsg.), *Neue Wege im Verständnis der allerfrühesten Entwicklung des Kindes. Erkenntnisse der Psychopathologie des Säuglingsalters. 8. Symposion der Poliklinik für Kinder- und Jugendpsychotherapie der Technischen Universität München* (Biedersteiner Beiträge 1, S. 20–80). Frommann-Holzboog.

Spitz, R.A. (1987). *Vom Säugling zum Kleinkind. Naturgeschichte der Mutter-Kind-Beziehungen im ersten Lebensjahr.* Klett-Cotta.

Stork, J. (1986a). Die Ergebnisse der Verhaltensforschung im psychoanalytischen Verständnis. In J. Stork (Hrsg.), *Zur Psychologie und Psychopathologie des Säuglings – neue Ergebnisse in der psychoanalytischen Reflexion. 3. Symposion der Poliklinik für Kinder- und Jugendpsychotherapie der Technischen Universität München* (S. 9–52). Frommann-Holzboog.

Stork, J. (1986b). Tödliche Verstrickung von Mutter und Kind? Ein Aspekt des plötzlichen Kindstodes. In J. Stork (Hrsg.), *Zur Psychologie und Psychopathologie des Säuglings – neue Ergebnisse in der psychoanalytischen Reflexion. 3. Symposion der Poliklinik für Kinder- und Jugendpsychotherapie der TU München* (S. 161–184). Frommann-Holzboog.

Stork, J. (Hrsg.). (1987). *Das Märchen, ein Märchen? Psychoanalytische Betrachtungen zu Wesen, Deutung und Wirkung der Märchen. 5. Symposion der Poliklinik für Kinder- und Jugendpsychotherapie der Technischen Universität München.* Frommann-Holzboog.

Stork, J. (1991). Verhaltensforschung und Psychoanalyse. In J. Stork (Hrsg.), *Neue Wege im Verständnis der allerfrühesten Entwicklung des Kindes. Erkenntnisse der Psychopathologie des Säuglingsalters. 8. Symposion der Poliklinik für Kinder- und Jugendpsychotherapie der Technischen Universität München* (Biedersteiner Beiträge 1, S. 9–19). Frommann-Holzboog.

Theweleit, K. (2008). *Übertragung, Gegenübertragung, Dritter Körper. Zur Gehirnveränderung durch Medien* [Vortrag]. 31. Arbeitstagung des Freiburger Arbeitskreises Literatur und Psychoanalyse Körper. Konstruktionen, Freiburg.

Whitebook, J. (2023). Ein Winnicott'scher Zugang zum Problem des Konstruktivismus in der Psychoanalyse. In C. Bischoff & L. Werthmann-Resch (Hrsg.), *Verunsicherung. Arbeitstagung der Deutschen Psychoanalytischen Vereinigung* (S. 34–53). Psychosozial-Verlag.

Winnicott, D.W. (1960). The theory of the parent-infant relationship. *International Journal of Psychoanalysis, 41*, 585–595.

Winnicott, D.W. (1984). Der Einfluß psychotischer Eltern auf die emotionale Entwicklung des Kindes. In ders. (Hrsg.), *Familie und individuelle Entwicklung* (S. 103–115). Fischer.

Winnicott, D.W. (1988). *Human Nature.* Free Association Books.

Vita

Johannes Döser, Dr. med., Facharzt für Psychosomatik, Psychotherapie sowie Kinder- und Jugendpsychiatrie. Psychoanalytiker in freier Praxis, Lehr- und Kontrollanalytiker (DPV, IPA), Balint-Gruppenleiter (D3G) und Dozent in der PSAG Köln-Düsseldorf.